NEUERE HARNUNTERSUCHUNGS-METHODEN UND IHRE KLINISCHE BEDEUTUNG

VON

Dr. M. WEISS
WIEN

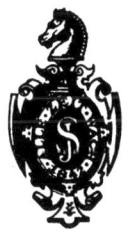

SPRINGER-VERLAG BERLIN HEIDELBERG GMBH 1922

SONDERABDRUCK AUS
ERGEBNISSE DER INNEREN MEDIZIN UND KINDERHEILKUNDE
22. BAND.

ISBN 978-3-662-31949-9   ISBN 978-3-662-32776-0 (eBook)
DOI 10.1007/978-3-662-32776-0

ALLE RECHTE, INSBESONDERE
DAS DER ÜBERSETZUNG IN FREMDE SPRACHEN,
VORBEHALTEN.

COPYRIGHT 1922 BY SPRINGER-VERLAG BERLIN HEIDELBERG
URSPRUNGLICH ERSCHIENEN BEI JULIUS SPRINGER IN BERLIN 1922

HERRN HOFRAT
PROFESSOR JAKOB PAL
GEWIDMET

Neuere Harnuntersuchungsmethoden und ihre klinische Bedeutung.

Inhalt.

	Seite
Einleitung	1
I. Die Urochromogenprobe	2
II. Bilirubinnachweis im Harne	12
III. Phenolnachweis und Phenolausscheidung im Harne	15
IV. Die Uroroseinprobe	21
V. Die Thormählensche Reaktion	24
A. Die grüne Thormählensche Probe	26
B. Die blaue Thormählensche Probe	28
VI. Das Melanogen	30

Einleitung.

Das Bestreben, aus der Harnuntersuchung Anhaltspunkte für die Erkennung und Behandlung der Krankheiten zu gewinnen, ist ein sehr altes. Der Harn enthält den größten Teil der Schlacken, welche bei den chemischen Umsetzungen im Innern des Organismus entstehen. Die richtige Erkennung und Deutung dieser Schlacken kann Rückschlüsse auf den Chemismus im Körper gestatten. Während die Physiologie des Harnes, d. h. die Erkenntnis von den normalerweise in ihm ausgeschiedenen Schlacken heute fast völlig ausgebaut erscheint, kann nicht das gleiche von der Pathologie des Harnes, d. h. von der Erkenntnis der im kranken Organismus ausgeschiedenen Schlacken gesagt werden.

Das klinische Interesse an den besonders im pathologischen Harn gefundenen Körpern ist seit jeher ein sehr reges. Erachten wir doch eine Krankenuntersuchung mit Recht als unvollständig, solange nicht ein möglichst erschöpfender Harnbefund vorliegt. Nicht immer bietet uns derselbe so klassische Aufklärungen, wie z. B. die Feststellung von Eiweiß oder Zucker. Vielfach bietet er nur Hinweise auf ein Krankheitsbild oder eine Gruppe von Krankheiten, die erfahrungsgemäß eine bestimmte Abweichung im Harne erkennen lassen.

Immer aber nimmt der Harnbefund einen gewissen Raum bei der Analyse eines krankhaften Zustandes ein.

Aus der primitiven Kunst der „Harnschau" hervorgegangen, stellt heute die auf wissenschaftlicher Grundlage aufgebaute Harnuntersuchung einen ebenso wichtigen Teil des ärztlichen Rüstzeuges dar, wie die physikalische oder die bakteriologische Untersuchung. Jede einzelne dieser Untersuchungsmethoden für sich kann nicht den wünschenswerten Einblick in das Wesen der Krankheit gewähren. Zeigt uns die bakteriologische Untersuchung die Ätiologie, die physikalische das pathologisch-anatomische Bild der Krankheit, so kann uns die Erforschung der Se- und Exkrete Aufschluß gewähren über die individuelle Art, wie der Organismus auf ein und dieselbe krankmachende Ursache reagiert. Neben dem Blutbild, der Untersuchung des Blutserums ist in dieser Richtung auch der Harnbefund von Wichtigkeit.

In mehr als 15 jähriger Beschäftigung mit verschiedenen Substanzen des Harnes, welche von klinischer Bedeutung sind, habe ich einige neue Ergebnisse feststellen können, welche ich in dieser Arbeit zusammengefaßt dargestellt habe. Sie enthalten die Erfahrungen, die ich am Krankenbette und im Laboratorium gesammelt habe. Neben physiologischem und pathologischem Interesse werden sie vielleicht auch der klinischen Forschung Nutzen und Anregung bieten.

I. Die Urochromogenprobe.

Im Jahre 1907 habe ich bei der Beschäftigung mit der Ehrlichschen Diazoreaktion gefunden [1]), daß der diese Reaktion verursachende Körper die Eigenschaft besitzt, sich mit einer einpromilligen $KMnO_4$-Lösung intensiv gelb zu färben. Diese Eigenschaft, sowie das Verhalten der Diazoreaktion von aus normalem und pathologischen Harn dargestelltem Urochrom hat mich veranlaßt, den Diazokörper als Urochromogen anzusprechen. Im Jahre 1910 habe ich die auf dieser Eigenschaft beruhende Permanganatprobe [2]) beschrieben, welche darin besteht, daß ein Drittel einer Eprouvette mit Harn, dreimal mit gewöhnlichem Wasser verdünnt wird, nach dem Herummischen in zwei Hälften geteilt, und zur einen Hälfte drei Tropfen einer $1^0/_{00}$igen $KMnO_4$-Lösung hinzugefügt werden. Intensive Gelbfärbung von grünlichem Charakter beweist den positiven Ausfall der Probe [3]).

Die Nachprüfung der Permanganatprobe auf Urochromogen durch eine größere Zahl von Autoren — ich nenne Heflebower [4]), Lewy [5]), Swestka [6]),

---

[1]) Über das Chromogen des Urochroms als Ursache der Ehrlichschen Diazoreaktion. Beitr. z. Klin. d. Tuberkul. 8, 177. 1907. — Über das Prinzip und die Bedeutung der Ehrlichschen Diazoreaktion. Wien. klin. Wochenschr. 1907. Nr. 33.

[2]) Über eine neue Harnreaktion. Med. Klinik. 1910. Nr. 42.

[3]) Über die Vorstufen des normalen gelben Harnfarbstoffs. Biochem. Zeitschr. 30, 333. 1911.

[4]) Der prognostische Wert der Urochromogen- und Diazoreaktion bei Lungentuberkulose. Americ. Journ. of med. science. Febr. 1912.

[5]) Urochromogen und Diazoreaktion. Dtsch. med. Wochenschr. 1915. Nr. 41.

[6]) Die Urochromogenreaktion Weiß im Harn bei Typhus abdominalis. Wien. klin. Wochenschr. 1915. Nr. 39.

Marek[1]), Tecon und Aimard[2]), Halbey[3]), Klaften[4]), Rhein[5]) — haben ergeben, daß sie die Ehrlichsche Diazoreaktion vollständig zu ersetzen imstande ist, ja sie vielfach an Empfindlichkeit übertrifft.

Verschiedene Substanzen des Harnes können die Diazoreaktion und Permanganatprobe verdecken[6]). Das gilt z. B. vom Bilirubin und Urobilinogen, deren Affinität zum Ehrlichschen Reagens zur Bindung desselben unter Farbenreaktionen schon ohne NH_3-Zusatz führt. Es kann in diesen Fällen die Ehrlichsche Diazoreaktion nicht zur Entfaltung kommen. Gleiches sehen wir bei der $KMnO_4$-Probe, wenn die erwähnten Substanzen in größerer Quantität im Harne enthalten sind. Bilirubin reagiert mit $KMnO_4$ unter Oxydation zu einem farblosen Körper[7]). Ähnlich reagiert das Urobilinogen mit $KMnO_4$, indem ein rötlicher bis rotgelber Farbstoff dabei entsteht, der manchmal zur Verwechslung mit Urochromogen Anlaß geben kann. Der geübte Untersucher wird zwar immer die rötlichgelbe Färbung des Urobilinogens nach seiner Umwandlung in Urobilin[8]) von der grüngelben des Urochromogens nach seiner Umwandlung in Urochrom unterscheiden, aber dadurch, daß auch vielfach beide Körper nebeneinander im Harne vorkommen können, ergibt sich das Bedürfnis einer Trennung vom Urochromogen.

Wir besitzen eine einfache Methode, um das Bilirubin und Urobilin(ogen) fast quantitativ vom Urochromogen zu trennen. Es ist dies die Ammonsulfataussalzung des Harnes, welche in folgender Weise vorgenommen wird: Man fügt zu 25 ccm des nativen Harnes 20 g gut pulverisiertes Ammonsulfat in einer Reibschale hinzu, zerreibt sorgfältig und filtriert. Das Filtrat ist praktisch als frei von Bilirubin, Urobilin und anderen Farbstoffen anzusehen und gestattet ein sehr vereinfachtes Arbeiten unter größeren Kautelen für die Spezifität der Reaktionen. Die Prozedur der Ammonsulfataussalzung und Filtration nimmt nur wenige Minuten in Anspruch.

Von Klaften[9]) rührt eine andere Methode her zur Unterscheidung des Urobilinogens vom Urochromogen. Auf der von mir festgestellten Tatsache fußend, daß Urochromogen nur bei nativ saurer Reaktion des Harnes in der charakteristischen Weise mit $KMnO_4$ reagiert, dagegen beim Ansäuern unverändert bleibt, hat er eine Modifikation meiner Probe angegeben, welche darin

---

[1]) Über den diagnostischen Wert der modifizierten Urochromogenprobe Weiß bei Typhus abdominalis. Wien. klin. Wochenschr. 1916. Nr. 28.

[2]) Über den Wert der Reaktion von M. Weiß im Harne von Lungentuberkulösen. Paris méd. 1913. Nr. 52.

[3]) Die Bedeutung der Weißschen Urochromogenprobe und ihr Wert besonders für die Typhusdiagnose. Med. Klinik. 1915. Nr. 30.

[4]) Über den Urochromogennachweis im Harn. Med. Klinik. 1920. Nr. 32. — Die Alkalireaktion des Harnes. Med. Klinik. 1918. Nr. 32.

[5]) Zur Typhusdiagnose im Felde. Münch. med. Wochenschr. 1914. Nr. 49; 1915. Nr. 22; Med. Klinik. 1915. Nr. 24.

[6]) M. Weiß, Die Urochromogenfraktion des Harnes. Wien. Arch. f. klin. Med. 1, 359. 1920.

[7]) M. Weiß, Bilirubinnachweis mittels Kaliumpermanganat. Wien. klin. Wochenschr. 1916. Nr. 15.

[8]) Schumm (Farbstoffe und Reaktionen bei Tuberkulose. Hamburg. Tuberkul.-Fortbildungskurse. 1, 143) empfiehlt dieses Verfahren auch zum spektroskopischen Nachweis des Urobilinogens.

[9]) Med. Klinik. 12. August 1920.

besteht, daß man den auf Urochromogen zu untersuchenden Harn resp. dessen Verdünnungen mit einigen Tropfen Essigsäure vorher ansäuert. Bleibt die Gelbfärbung auf den vorgeschriebenen KMnO$_4$-Zusatz aus, so handelt es sich um Urochromogen, tritt dieselbe trotzdem ein, so liegt Urobilinogen vor. Man kann sich auf diese Weise mitunter rasch über die An- oder Abwesenheit von Urochromogen in zweifelhaften Fällen orientieren. Mir selbst erscheint die Ammonsulfataussalzung sicherer zu sein.

Klaften behauptet in seiner Arbeit über den Urochromogennachweis im Harn (Med. Klinik 12. August 1920), in welcher er sich mit der KMnO$_4$-Probe beim Ansäuern beschäftigt, folgendes: „Diese von mir gefundenen Tatsachen erfahren auch durch eine zufällige Beobachtung von Weiß in einer von ihm dargestellten gereinigten Urochromogenlösung eine weitere Bestätigung. Säuerte er nämlich diese Lösung stark an, so war die Permanganattitrierung nicht möglich, weil die Gelbfärbung auf KMnO$_4$-Zusatz ausblieb. Eine Erklärung für dieses Verhalten konnte er nicht finden, da ihm ja die eben festgestellte Eigenschaft des Urochromogens nicht bekannt war." Es liegt mir ganz ferne, mich auf einen Prioritätsstreit in dieser Frage einzulassen. Da Klaften aber, statt die Tatsache zu registrieren, daß ich schon drei Jahre vor ihm diese Eigenschaft des Urochromogens beschrieben habe, mir zumutet, daß ich eine Erklärung für dieses Verhalten nicht finden konnte, „weil mir die eben festgestellte Eigenschaft des Urochromogens nicht bekannt war", so muß ich auf diese Behauptung näher eingehen. In meiner von ihm zitierten Arbeit (Biochem. Zeitschr. 81, 351, 1917) habe ich nur die auch von Klaften angeführte Tatsache festgestellt. Eine Erklärung für sie zu geben, lag nicht im Rahmen dieser Arbeit. Klaften hätte in meiner mehrere Monate vor seiner Publikation erschienenen Arbeit (Farbstoffanalyse des Harns I, Biochem. Zeitschr. 102, 228, 1920) sehr wohl eine Erklärung für dieses Verhalten finden können, eine Erklärung, die er dem Leser schuldig geblieben ist, obzwar er sie nur aus der eben zitierten Arbeit einfach hätte übernehmen können. In dieser Arbeit ist bereits das Verhalten des Urochromogens als Alkaptonchromogen ausführlich beschrieben. Es heißt dort Seite 240: „Diese Tatsachen werfen auf die Permanganatprobe ein neues Licht. Dieselbe ist eine Alkaptochromreaktion. Die starke Abhängigkeit dieser Probe von der Reaktion, indem dieselbe nur bei neutraler oder sehr schwach saurer Reaktion gelingt . . . erhärtet diese Annahme zur Sicherheit."

In meiner, auch mehrere Monate vor Klaftens Publikation erschienenen Arbeit: Die Urochromogenfraktion des Harnes (Wien. Arch. f. klin. Med. 1, 361, 1920) betone ich, daß man die Urochromogenfraktion bis zu schwach saurer Reaktion neutralisieren muß und füge in einer Anmerkung hinzu: „Die Reaktion ist für die KMnO$_4$-Probe von größter Wichtigkeit, weil sie bei zu stark saurer Reaktion fehlt, bei alkalischer wieder Braunfärbung (Uromelaninbildung) ergibt." Aus dieser historischen Darstellung dürfte klar hervorgehen, daß mir nicht nur die von Klaften als neu beschriebene Eigenschaft des Urochromogens schon lange vor ihm bekannt war, sondern daß ich auch eine in der chemischen Individualität des Urochromogens begründete Erklärung für diese Erscheinung gegeben habe.

Hier möchte ich einige Worte einfügen über die Beurteilung der Intensität der Urochromogenreaktion. Nach meiner ursprünglichen Vorschrift ist der Harn dreimal zu verdünnen. Im Gegensatz zu Svestka, welcher Verdünnung bis zur Farblosigkeit empfiehlt, bin ich für die Beibehaltung dieser ursprünglichen Vorschrift. Die Intensität des Ausfalls der Probe bezeichne ich je nach der Gelbfärbung als schwach, stark und sehr stark, bzw. mit 1, 2 oder 3 Pluszeichen. Ergibt die dreimalige Verdünnung keine Sicherheit über den positiven oder negativen Ausfall der Probe, so mache ich die gleiche Probe mit dem zweimal, bzw. unverdünnten Harn resp. in analoger Weise mit dem Ammonsulfatfiltrat. Auf diese Art erhält man eine Variationsbreite von 9 Intensitätsgraden, die für die meisten Fälle völlig genügt.

Sowohl in eigenen Untersuchungen, wie bei den in der Literatur vorliegenden Nachprüfungen hat sich eine so weitgehende Übereinstimmung zwischen der

Diazo- und Urochromogenprobe ergeben, daß an der Identität der den beiden Reaktionen zugrundeliegenden Körper kaum gezweifelt werden kann [1]). Abgesehen von meinen chemischen Untersuchungen, welche den Diazokörper als Urochromogen zu charakterisieren erlaubten, ergibt auch die klinische Beobachtung beider Reaktionen eine derartige Analogie, daß man wohl das Urochromogen als die Ursache der Ehrlichschen Diazoreaktion heute mit Sicherheit ansprechen kann.

Es sind genau dieselben Krankheitsbilder, bei welchen die Urochromogen- und die Ehrlichsche Probe gefunden wird. Wie die letztere sich für die Typhusdiagnose ihren gesicherten Platz erobert hat, so ist auch die Urochromogenreaktion als frühzeitiges Symptom der typhösen Erkrankungen in vielen Arbeiten nachgewiesen worden.

Besonders der Krieg hat reichlich Gelegenheit zur Nachprüfung dieser Probe geboten. Unter den vielfach primitiven Verhältnissen der Feldsanitätsformationen bot ja die Anwendung des so einfachen und billigen Permanganats an Stelle der komplizierten und schwer zu beschaffenden Ehrlichschen Reagentien großen Vorteil. Svestka betont, daß er die $KMnO_4$-Reaktion beim Typhus schon innerhalb der ersten Woche positiv fand, bevor die Blutuntersuchung oder die Vidalsche Reaktion die Diagnose noch zu stellen erlaubten. Ebenso wie für die Diagnose des Typhus abdominalis wurde auch die $KMnO_4$-Probe für die Diagnose des Flecktyphus und der typhösen Erkrankungen überhaupt herangezogen. Während beim abdominalen und Flecktyphus analog der Diazoreaktion fast alle Fälle stark positiv reagieren, ist bei den paratyphösen Erkrankungen ein schwächerer Ausfall der Reaktionen vorhanden.

Bei der Lungentuberkulose hat sich bezüglich der Verwertung der Urochromogenreaktion für die Prognose [2]) eine ähnliche Divergenz der Anschauungen ergeben, wie bei der Diazoreaktion. Wie die letztere lange im Mittelpunkt der wissenschaftlichen Diskussion stand, so sehen wir, sobald man anfing, die $KMnO_4$-Reaktion an Stelle und neben der Diazoreaktion zu verwenden, eine ähnliche Spaltung, wobei jedoch die Stimmen, welche für die Verwertbarkeit der Reaktion in prognostischer Beziehung sprechen, jene überwiegen, welche sich ablehnend äußern.

Kurt Klare [3]) betont, daß man die Reaktion auch bei der Prognosestellung der chirurgischen Tuberkulose sehr gut verwerten kann, während Szigethy [4]) ihm widerspricht. Tecon und Aimard fassen ihre Ergebnisse an 225 untersuchten Patienten dahin zusammen, daß die positive Reaktion, wenn häufig bei demselben Individuum angetroffen, üble Prognose bedeutet. Diese Autoren haben auch den Effekt des Pneumothorax an der Permanganatreaktion bestätigen können, indem die Variationen dieser Probe zusammenfallen mit den klinischen Variationen beim Pneumothorax. Schnitter [5]) sagt: „Konstanz der Urochromogenreaktion war uns stets ein zuverlässiges Kriterium für die absolute Hoffnungs-

---

[1]) M. Weiß, Farbstoffanalyse des Harnes. II. Das Urochromogen. Biochem. Zeitschr. **112**, 61. 1920.

[2]) M. Weiß, Beobachtungen über die Ehrlichsche Diazoreaktion bei Lungentuberkulose. Wien. klin. Wochenschr. 1906. Nr. 44. — Über Prognosestellung bei der Lungentuberkulose. Med. Klinik. 1912. Nr. 52. — Über Hilfsmittel bei der Prognosestellung der Lungentuberkulose. Wien klin. Wochenschr. 1913. Nr. 42. — Dietl und Szigethy, Über Urobilinogen, Urochromogen und Diazoreaktion im Harne Tuberkulöser. Med. Klinik. 1920. Nr. 17. — Guth, Wesen der Diazo- und Permanganatreaktion und ihre klinische Bedeutung bei Lungentuberkulose. Beitr. z. Klin. d. Tuberkul. **45**, 197. 1920.

[3]) Über die Bedeutung der Urochromogenreaktion für die Prognose der chirurgischen Tuberkulose. Münch. med. Wochenschr. 1920. Nr. 22.

[4]) Med. Klinik. 1920.

[5]) Der Wert des Urochromogennachweises im Vergleich mit der Ehrlichschen Diazoreaktion. Zeitschr. f. Tuberkul. **21**, 234. 1913.

losigkeit der Lage. Wir haben bei keinem Falle mit dauernder Urochromogenausscheidung objektive Besserungen beobachtet." Heflebower betont, daß nur ein geringer Zusammenhang der Reaktionen mit der Ausdehnung, daß aber eine ausgesprochene Beziehung zur Akuität des Prozesses bestehe. Cottin[1]) sagt auf Grund von Untersuchungen an 300 Kranken: „Unsere Erfahrungen erlauben uns zu sagen, daß eine positive und dauernde Reaktion von Weiß ein Zeichen schwerer Prognose ist, selbst bei Kranken, deren klinischer Zustand noch eine Besserung erhoffen läßt." Laignel Lavastine und Grandjean[2]) haben bei kavernösen Tuberkulosen in 100% die Reaktion positiv gefunden, dagegen Tecon und Aimard nur bei 46%. Cowan[3]) meint, daß die Urochromogenprobe sich nur bei solchen Patienten positiv zeigt, bei welchen ein aktiver Zerstörungsprozeß in den Lungen vor sich geht. Ambulante Fälle wurden deswegen zu Bett geschickt. Wenn eine früher positive Reaktion negativ wird und bleibt, so bedeutet das ein Nachlassen der Aktivität des Prozesses. Ferranini[4]) sagt: „Bei Kranken, bei welchen Typhus ausgeschlossen werden kann, ist die stark ausfallende, längere Zeit anhaltende $KMnO_4$-Reaktion für die Diagnose der Tuberkulose von gewichtigem Wert." Bei sicherer Tuberkulose sei die Prognose, sobald die Reaktion stark und regelmäßig auftrete, wenig günstig, auch wenn für den Augenblick die örtlichen oder die allgemeinen Erscheinungen der tuberkulösen Infektion nicht schwererer Art zu sein scheinen. M. Burgess[5]) beobachtete 469 Fälle und kommt zum Schluß, daß bei erwiesener Tuberkulose eine positive Probe, die trotz Behandlung bestehen bleibt, einen hoffnungslosen Zustand anzeigt und daß der beständig negative Ausfall der Probe eine gute Prognose bedeutet. Guth betont den Wert der Reaktion für die Prognose, besonders im Hinblick auf die rechtzeitige Entscheidung, ob ein Pneumothorax indiziert ist, da bei positiver Reaktion die üble Prognose diesen Eingriff, wenn sonst noch möglich, unbedingt erfordert. Kieffer[6]) führt aus: „Der prognostische Wert der Diazoreaktion ist nach unseren Erfahrungen bei der Lungentuberkulose nur gering. Ist sie positiv, dann ist auch meist aus dem klinischen Gesamtbild die Prognose nicht mehr zweifelhaft." Dagegen sagt er von der Urochromogenprobe: „Die Urochromogenreaktion ist nach unseren Erfahrungen als prognostisches Zeichen sehr wertvoll. Solange wir über das Wesen dieser Reaktion absolut im Dunkeln sind, ist es nicht ratsam, problematisch über die Ursache ihres Auftretens zu diskutieren. Immerhin ist es ganz auffallend, ein wie feines Reagens diese Reaktion oft darstellt und wie genau sie z. B. vorübergehende Verschlimmerungen durch irgendwelche Komplikationen (Pleuritiden, interkurrente Erkrankungen) anzeigt. Wir müssen deshalb, wenn wir auf die Prognose des Grundleidens schließen wollen, unbedingt fordern, daß die Reaktion längere Zeit hindurch fortlaufend angestellt wird. Ist sie über Wochen hinaus stets stark positiv, so ist dies prognostisch sehr ungünstig. Es muß aber erwähnt werden, daß man bei der Urochromogenreaktion oft auffallende Unterschiede wahrnimmt. Während sie in einem Falle monatelang vor dem Tode stets positiv war, wird sie es in anderen Fällen erst ganz kurz vor dem Tode. In nur ganz wenigen Fällen (19 unter 944 Todesfällen) haben wir bis zum Tode stets negative Reaktionen beobachtet."

Bezüglich meiner eigenen Erfahrungen bei der Lungentuberkulose möchte ich an den zuletzt zitierten Autor anknüpfen und sie folgendermaßen zusammenfassen:

1. **Jede Tuberkulose mit positivem Urochromogenbefund ist als aktiv zu bezeichnen; dabei kann die Tuberkulose geschlossen sein und trotzdem zeigt der Ausfall der Probe eine von einem aktiven Herd ausgehende Toxinschädigung des Organismus an.**

---

[1]) Die Harnreaktion von M. Weiß. Rev. méd. de la Suisse Rom. 1913. Nr. 8.

[2]) Vortrag in der Soc. méd. des hôpit. de Paris. 1913.

[3]) Der prognostische Wert der Urochromogenprobe bei Lungentuberkulose. Journ. of Americ. med. assoc. 11. März 1916.

[4]) Über den klinischen Wert der Weißschen Reaktion. La Rif. med. 1915. Nr. 18.

[5]) Die Urochromogenreaktion als Hilfsmittel für die Prognose bei der Lungentuberkulose und anderen Krankheiten. Journ. of Americ. med. assoc. 8. Juni 1916.

[6]) Statistische und klinische Beiträge zur Lungentuberkulose mit besonderer Berücksichtigung des Kriegseinflusses. Zeitschr. f. Tuberkul. **32**, 145. 1920.

Die Aktivität kann auch darin bestehen, daß eine klinisch noch nicht nachweisbare Bazillämie oder miliare Aussaat besteht. Der perkutorische und auskultatorische Befund kann mitunter sehr wenig ergeben und doch zeigt eine starke Urochromogenprobe bei in der Regel, aber nicht immer, vorhandenem Fieber die Schwere des Prozesses an. Dies ist besonders bei dem in den letzten Jahren auffallend bösartigeren Verlauf der Tuberkulose von Bedeutung.

2. Die Urochromogenreaktion kann aus dem Harn verschwinden, wenn Nierenkomplikationen eintreten, welche zur Eiweißausscheidung führen. Sie kann ohne sichtbaren Grund kurze Zeit vor dem Tode gleichfalls verschwinden.

3. Die auf Grund der physikalischen Untersuchung und der anderweitigen klinischen Beobachtung gestellte schlechte Prognose eines Falles braucht durch einen negativen Urochromogenbefund nicht erschüttert zu werden, obgleich Überraschungen in solchen Fällen gar nicht selten sind, indem ein sonst als infaust angesehener Fall bei andauerndem Fehlen der Urochromogenausscheidung sich in auffallender Weise mitunter bessern kann.

4. Die Ursache des vorkommenden, aber immerhin seltenen Fehlens von Urochromogen im Harn bei schwerer Lungentuberkulose (nach Kieffer in etwa 2 % der letalen Fälle) sind noch nicht völlig aufgeklärt und bedürfen der weiteren klinischen Erforschung.

Eine erschöpfende Aufzählung der Krankheiten, bei welchen Urochromogen gefunden werden kann, liegt nicht im Rahmen meiner Arbeit. Ich verweise auf die Ehrlichsche Diazoreaktion [1]), die ja auf dem Gebiete der internen Medizin fast erschöpfend durchgeprüft wurde und mit der die Urochromogenreaktion parallel geht. Nur auf einige Krankheitsbilder möchte ich näher eingehen, weil wir von ihrer Analyse vielleicht Aufklärung über das Wesen des Körpers werden erlangen können, der, teilweise hypothetisch, von mir als Urochromogen bezeichnet wurde.

Die Verfolgung der Urochromogenprobe in den letzten Jahren hat gezeigt, daß der Körper bei vielen Krankheiten gefunden wird, die zu einer Behinderung der Sauerstoffaufnahme in den Lungen Anlaß geben. So fand ich, daß lobäre Pneumonien fast immer im Ammonsulfatfiltrat eine in der Regel nur einige Tage anhaltende Urochromogenprobe vom Intensitätsgrade 1—3, selten darüber ergeben. Daß diese Eigenschaft des Pneumonieharnes bisher weniger beachtet wurde, rührt daher, daß gerade diese Harne infolge der fast typischen Urobilinogen- und häufigen Bilirubinanwesenheit zu Störungen der Diazo- und $KMnO_4$-Probe Anlaß boten.

Ebenso wie die Pneumonie geht eine andere, die Raumverhältnisse der Lunge einengende und damit die Sauerstoffaufnahme störende Krankheit recht häufig mit Urochromogenausscheidung einher. Es ist das die Pleuritis. Es ist mir noch nicht gelungen, mit Sicherheit festzustellen, ob nur die auf tuberkulöser Grundlage entstandene Rippenfellentzündung zur Urochromogenbildung führt, oder auch andere. Es erscheint mir nach meinen bisherigen Beobachtungen jede stärkere Raumbeengung der Lunge geeignet, Urochromogenausscheidung herbeizuführen, womit aber nicht gesagt sein soll, daß dies unbedingt der Fall sein muß.

---

[1]) Ehrlich, Über eine neue Harnprobe. Zeitschr. f. klin. Med. 5, 1883. Charité-Annal. 8, 1883. — Clemens, Die Diazoreaktionen des Harnes. Dtsch. Arch. f. klin. Med. 1899.

Mehrere Krankengeschichten aus der Abteilung des Herrn Hofrat Prof. Pal, dem ich für das mir gewährte Gastrecht an dieser Stelle besonders danken möchte, stehen mir zur Verfügung, in welchen ein stärkerer Erguß in die Pleura bei inkompensiertem Vitium, zumeist bei gleichzeitiger Concretio und Accretio cordis und Aszites viele Monate anhaltende stärkste Urochromogenausscheidung bewirkt hat.

Die Fälle dieser Art geben sehr häufig die Reaktion. Sie gehören zur Gruppe der inkompensierten Vitien, für welche schon Ehrlich das Auftreten der Diazoreaktion im Harn festgestellt hat. Da unter ihnen auch solche rein luetischer Insuffizienz des Herzens, wie z. B. ein Fall von Mesaortitis luetica meiner Beobachtung sind, so kann ein anderes gemeinsames Kriterium für sie wohl kaum gefunden werden, als das der Störung der Sauerstoffversorgung durch Rückwirkung der gestörten Herztätigkeit auf die innere Verbrennung im Organismus. Diese Fälle zeigen in der Regel kein Fieber, und es fällt auch schwer, bei ihnen eine bazilläre Toxinwirkung als Ursache der Urochromogenausscheidung anzunehmen. Sie dürften sich vielmehr den Fällen anreihen, wo eine stärkere Kompression der Lunge durch unmittelbare Einengung der atmenden Lungenoberfläche und mangelhafte Sauerstoffaufnahme die gleichen Folgen nach sich zieht.

Diese Fälle dürften zum Verständnis der Störung des inneren Chemismus beitragen, welche zur Entstehung des Urochromogens Anlaß gibt. Nach der chemischen Definition ist das Urochromogen die Vorstufe des sogenannten normalen gelben Harnfarbstoffes, des Urochroms. Es geht durch Oxydation in dieses selbst über und wird unter krankhaften Verhältnissen an Stelle dieser vollständiger oxydierten Substanz gebildet. Es muß sich daher (die Richtigkeit der Urochromogentheorie vorausgesetzt) um eine Störung der inneren Verbrennung handeln, welche dazu führt, daß eben nicht das normal oxydierte Urochrom, sondern das weniger sauerstoffreiche Urochromogen gebildet wird. Betrachten wir die angeführten Fälle mechanischer Störung der Sauerstoffversorgung, welche so häufig Anlaß zur Urochromogenausscheidung geben, betrachten wir ferner die Schnelligkeit, mit der Urochromogen im Harne auftritt, z. B. bei einem spontanen Pneumothorax, aber auch die Schnelligkeit, mit der es wieder verschwindet, wie z. B. bei Entlastung der Lunge durch ausgiebige Entleerung eines Exsudates, so läßt sich meines Erachtens dieses **rasche Wechselspiel von Auftreten und Verschwinden einer Reaktion kaum anders erklären als durch eine ebenso rasch sich abspielende Änderung in der Versorgung der Gewebe mit Sauerstoff** wobei jene Zellen oder Zellteile, welche die Muttersubstanz des Urochromogens bzw. Urochroms liefern, offenbar besonders empfindlich gegenüber der Sauerstoffversorgung sind und deshalb am leichtesten reagieren.

Geben uns auf diese Weise die Fälle von sozusagen mechanischer Schädigung der Sauerstoffaufnahme eine Erklärung für das bisher so rätselhafte Phänomen der Diazoreaktion, für ihr so mannigfachen individuellen Schwankungen ausgesetztes Verhalten, so bilden sie andererseits eine Brücke zu der großen Gruppe der infektiösen Krankheiten, bei welchen die Urochromogenausscheidung ein so häufiges, ja in manchen Fällen, wie bei Typhus, Masern, Blattern und schwerer Tuberkulose fast regelmäßiges Phänomen darstellt. **In diesen Fällen liegt eine toxische Störung der inneren Verbrennung durch Wirkung der Bakterien und ihrer Stoffwechselprodukte vor.**

In diesem Sinne ist das Urochromogen das Zeichen einer Toxämie bei den infektiösen Erkrankungen [1]). Sein Auftreten setzt eine Schädigung der Sauerstoffübertragung auf seine Muttersubstanzen voraus.

In hohem Maße wurde das Interesse der Forscher, welche sich mit der Diazo- und Permanganatreaktion beschäftigt haben, von der Frage in Anspruch genommen, woher der diese Reaktionen verursachende Körper stammt. Man hat die Leukozyten als Quelle ansehen wollen [Geisler [2]), Savelliew [3])]. Ich selbst habe in meinen ersten Untersuchungen die Erythrozyten damit in Beziehung gebracht; aber als ich mich in quantitativen Untersuchungen der Urobilinausscheidung beim Gesunden und schweren Phthisiker überzeugt hatte, daß kein Parallelismus zwischen Urochromogen und dem Zerfall der roten Blutkörperchen, als dessen Maß wir ja die Urobilinmenge im Harn und im Stuhl ansehen dürfen, besteht [4]), habe ich diese Ansicht fallen gelassen. Auch mikroskopische Untersuchungen der Blutausstriche solcher Kranker, welche viel Urochromogen ausschieden, ergaben an den Erythrozyten keine wesentlichen Veränderungen. Nur eine Tatsache war bei der Blutuntersuchung auffallend: die starke degenerative Veränderung der Kerne der Leukozyten, die in schlechter Färbbarkeit, in oft pyknotischer Beschaffenheit, in der starken Verschiebung des Arnethschen Blutbildes nach links und in reichlichen Zerfallsbildern ihren regelmäßigen Ausdruck fand. Dieser Umstand, ferner die vitale Bedeutung der Probe bei der Tuberkulose, ihre Beziehung zur inneren Oxydation, ferner die Unmöglichkeit ein bestimmtes Organ in sicheren Zusammenhang zu ihr zu bringen, veranlaßten mich, hypothetisch den Ursprung dieses Körpers in den Zellkern schlechtweg zu verlegen [5]).

Chemische Untersuchungen der letzten Jahre haben uns, wie ich glaube, der Erkenntnis des Problems etwas näher gebracht. Das Urochromogen erwies sich nämlich als Muttersubstanz eines Melanins. **Die Permanganatprobe stellt die erste Stufe auf dem Wege der Oxydation des Urochromogens vor, welche in letzter Linie zur Bildung eines echten Melanins führt [Uromelanin) [6])].**

Die Darstellung von Melanin aus dem Harn ist nichts Neues. Ploß [7]) hat aus dem Harn, Thudichum [8]) und Dombrowski [9]) haben durch Behandlung von Urochrom mit starken Säuren in der Hitze Melanin dargestellt. Nach Dombrowski ist unter allen Proteinsäuren nur das Urochrom zur Melaninbildung befähigt. Das von mir aus der Urochromogenfraktion des Harns und aus möglichst reinem Urochromogen gewonnene Melanin unterscheidet sich aber von allen bisher aus dem Harn gewonnenen derartigen Körpern dadurch, daß es nicht durch Kochen oder

---

[1]) M. Weiß, Die Bedeutung des Urochromogens für die Prognose und Therapie der Lungentuberkulose. Münch. med. Wochenschr. 1911. Nr. 25.
[2]) Wratsch. 1898. 244.
[3]) Inaug.-Diss. St. Petersburg 1900.
[4]) Über das Blutbild und seine Beziehungen zur Prognose und Therapie der Lungentuberkulose. Wien. med. Wochenschr. 1914. Nr. 4.
[5]) Prognosestellung bei der Lungentuberkulose. Med. Klinik. 1912. Nr. 52.
[6]) M. Weiß, Farbstoffanalyse des Harnes. I. Biochem. Zeitschr. **102**, 228. 1920 und II. Biochem. Zeitschr. **112**, 61. 1920.
[7]) Zeitschr. f. phys. Chem. **8**. 89. 1883.
[8]) Der normale gelbe Harnfarbstoff. Brit. med. Journ. **2**, 509. 1864 und Journ. f. prakt. Chem. **104**, 257.
[9]) Zeitschr. f. phys. Chem. **62**, 1909.

Einwirkung von Säuren, sondern einfach bei längerem Stehen und Lichteinwirkung spontan sich bildet. Es ließ sich auch abfiltrieren und wurde einer Analyse unterworfen. Es ergab sich der für alle Melanine charakteristische niedrige H- und hohe O-Gehalt. Auch Schwefel wurde in der nicht unbeträchtlichen Quantität von 3,5% festgestellt [1]).

Das Uromelanin stellt das sauerstoffgesättigte Endprodukt des Urochromogens und Urochroms vor. In den Phasen seiner Umwandlung zu diesem Pigment erleidet das Urochromogen solche Veränderungen, daß seine Wiedererkennung nur im schrittweisen Verfolgen aller seiner Reaktionen möglich ist. Es verliert seine Diazo- und Permanganatreaktion und seine Löslichkeitsverhältnisse machen mit zunehmendem Nachdunkeln eine völlige Umkehrung durch; während für das unveränderte Urochromogen Unfällbarkeit durch Ammonsulfat charakteristisch ist, fällt das durch Nachdunkeln entstandene Pigment aus der Ammonsulfatlösung von selbst aus. Während das unveränderte Urochromogen in Alkohol und Wasser ausgezeichnet löslich ist, ist das aus ihm hervorgegangene Melanin in Wasser nur wenig, und in Alkohol gar nicht mehr löslich. Dadurch war trotz der außerordentlichen Schwierigkeit in der Fülle der sich im Harn zusammendrängenden Farbstoffe einen herauszuheben, eine Charakterisierung des Körpers möglich.

Das Urochromogen ist ein Derivat des Körpereiweißzerfalls; es hat Phenolcharakter und Eigenschaften einer kräftigen Säure. Auf Grund seiner Fähigkeit, einen Oxyazokörper zu bilden, trägt es mindestens eine freie HO-Gruppe am Kern. Auf Grund der außerordentlich intensiven Diazoreaktion, die z. B. sechsmal stärker ist als die des Tyrosins, muß es eine längere Seitenkette besitzen. Welcher Art der Grundkern des Urochromogens ist, dafür boten die verschiedenen Eiweißreaktionen einen Anhaltspunkt. Schon Garrod [2]) hat für sein Urochrom feststellen können, daß es eine starke Xanthoproteinreaktion gibt, und hat es aus diesem Grunde zu den aromatischen Verbindungen gerechnet. Die Xanthoproteinreaktion konnte nun auch im Urochromogen bei allen Darstellungen in exquisiter Weise gefunden werden. Sie besteht darin, daß Kochen einer Probe mit einigen Tropfen konzentrierter HNO_3 intensive Gelbfärbung ergibt, welche beim Alkalisieren in Orange umschlägt. Diese Reaktion ist für drei Gruppen von Eiweißderivaten charakteristisch: für das Tyrosin, Phenylalanin und Tryptophan. Da Tyrosin wegen des Fehlens der Millonschen Probe, Tryptophan wegen des Fehlens der Glyoxylschwefelsäurereaktion ausgeschlossen werden mußten, blieb nur noch Phenylalanin als Ursache der Xanthoproteinreaktion übrig.

Noch eine zweite Reaktion erlaubte den Phenylalaninkern im Urochromogen sicherzustellen. Kocht man diese Aminosäure mit einem Körnchen Kaliumbichromat und 25%iger H_2SO_4, so entsteht ein sehr charakteristische Geruch nach Phenazetaldehyd. Dieser Geruch war in allen Urochromogenfraktionen sehr ausgeprägt und um so mehr, je reiner der Körper vorlag.

Ist durch die Diazoreaktion die Anwesenheit einer Hydroxylgruppe am Kern sichergestellt, so legen andere Reaktionen, wie die Reduktion von ammoniakalischer $AgNO_3$-Lösung schon in der Kälte, ferner die Permanganatprobe

---

[1]) Nachträge zur Mitteilung Biochem. Zeitschr. 112, 61. 1920.
[2]) Proc. of the roy. soc. 55, 394. 1894.

selbst und die hohe chromogene Tendenz des Körpers, die bis zur Bildung eines schwarzen Pigmentes führt, die Anwesenheit weiterer reaktiver Gruppen, wahrscheinlich auch von Hydroxylcharakter, nahe, so daß wir es wohl mit einer mehrfach hydroxylierten Verbindung zu tun haben dürften.

Die Fähigkeit zur Bildung eines echten Pigments und der Phenylalaninkern ergibt die Beziehungen des Urochromogens zur Muttersubstanz der Pigmente selbst. Nach Bloch[1]) ist diese Muttersubstanz Dioxyphenylalanin oder ein dieser Verbindung nahestehender Körper. Adrenalin ist ein Phenylalaninderivat und exquisit zur Pigmentbildung befähigt, wie Neuberg[2]) nachgewiesen hat. Beobachtungen der letzten Zeit haben weiterhin nahe Beziehungen zwischen dem Urochromogen und den bei einer spezifischen Pigmentanomalie, dem Melanosarkom, ausgeschiedenen Stoffwechselprodukten ergeben.

Ein durch mehrere Monate beobachtetes Melanosarkom gab bis zum Tode die intensivste Permanganat- und Diazoreaktion, die ich bisher beobachtet habe, ohne daß Fieber oder eine sonstige Komplikation dafür hätte verantwortlich gemacht werden können. Möglicherweise ist das Melanogen selbst an dieser Reaktion beteiligt. Fälle mit starker Diazoreaktion bei Melanosarkom sind auch von Eppinger, Feigl und Querner beschrieben worden und der Harn eines anderen Melanosarkoms, den ich auch zu untersuchen Gelegenheit hatte, gab auch eine sehr starke Diazoprobe.

Das Melanogen des von mir beobachteten Falles schließt sich in seinen chemischen Eigenschaften sehr eng an das Urochromogen an, nur mit dem Unterschied, daß die chromogene Tendenz bei ihm noch ausgesprochener ist. Es verwandelt sich rascher in ein Melanin als das Urochromogen und teilt mit dem aus dem Urochromogen gewonnenen Uromelanin dann die Eigenschaft, leicht durch Ammonsulfat ausgesalzen zu werden. Identität zwischen dem Melanogen und Urochromogen besteht nicht, aber vielleicht nahe chemische Beziehungen. Ich werde auf diese Verhältnisse noch später eingehen. Auf jeden Fall weist die Anwesenheit der Kaliumpermanganat- und Diazoreaktion in so starker Intensität beim Melanosarkom auf Beziehungen dieser Reaktionen zum Pigmentstoffwechsel hin.

Ich konnte weiterhin in aus Melanosarkomknoten, durch Zerkleinerung und Autolyse gewonnenen Pigmentlösungen eine Diazoreaktion feststellen, welche zwar nicht den rein roten Schaum der positiven Ehrlichschen Reaktion ergab, aber doch durch intensiv rotgefärbte Flüssigkeit bei weißlichem Schaum Beziehungen dieses Körpers zu dieser Reaktion erkennen ließ. Diese Tatsache erscheint mir darum sehr bemerkenswert, weil dies der erste Fall ist, wo es mir gelang, in autolysierten oder gefaulten Organen resp. Eiweißflüssigkeiten eine Diazoreaktion zu finden, die sich ähnlich der des Urochromogens oder Urochroms verhielt. In dieser Pigmentlösung war zwar auch Tyrosin vorhanden, jedoch in so geringer Menge, daß seine Beteiligung an der roten Diazoreaktion sicher ausgeschlossen werden konnte. Versuche durch Reduktion des Pigments aus Melanosarkomknoten mittels Zink Diazo- und Permanganatprobe zu erhalten, ergaben kein positives Resultat. Dagegen konnte ich durch Einwirkung von mit Quarzsand verriebenen Nieren auf diese Pigmentlösung die Ehrlichsche Diazoreaktion

---

[1]) Das Problem der Pigmentbildung. Arch. f. Dermatol. **124**, 1917. — Chemische Untersuchungen über das spez. Pigment bildende Ferment der Haut (die Dopaoxydase). Zeitschr. f. phys. Chem. **98**, 1917.
[2]) Zur Frage der Pigmentbildung. Zeitschr. f. Krebsforsch. **8**, 195. 1910.

in bedeutend reinerem Ton und mit rötlichem Schaum erhalten. Ein erneuter Versuch, den ich selbst wegen Materialmangel nicht anstellen konnte, wird vielleicht diese Frage mit Sicherheit entscheiden [1]).

Das Pigment wird gegenwärtig nach den ausgedehnten Untersuchungen von Jarisch, Rößle, Szily, Meirowsky [2]) u. a. als Produkt der Kerntätigkeit angesehen. Auf Kernzerfall habe ich aber schon früher das Urochromogen zurückgeführt. **Es ist somit ein merkwürdiges Zusammentreffen physiologischer Erwägungen, klinischer Beobachtungen und streng chemischer Untersuchungen, wodurch dem Urochromogen sein Platz unter den Stoffwechselprodukten der Pigmentmuttersubstanzen angewiesen wird.**

Als Bildungsstätte des Körpers sind wir gezwungen, die Niere anzusehen. Keine der Körperflüssigkeiten, kein Organextrakt zeigt (außer den zuletzt erwähnten Extrakten der Melanosarkomknoten) Diazo- oder Urochromogenprobe. Der Körper ist auch kein Stoffwechselprodukt der Bakterien, er muß daher ein Produkt unmittelbarer Zelltätigkeit darstellen. Nierenschädigungen bewirken das Verschwinden des Urochromogens aus dem Harne. Schrumpfniere erzeugt nach Klemperer [3]) und Stepp [4]) einen auffallend urochromarmen Harn. Ich selbst habe diese Abnahme beurteilt nach der Intensität der sog. negativen Diazoreaktion [5]) Ehrlichs in der letzten Zeit bei einer Schrumpfniere auch quantitativ feststellen können. **Diese Tatsachen lassen wohl kaum eine andere Deutung zu, als daß die Niere die Ursprungsstätte des Körpers ist, welche ihn aus gewissen, zum Pigmentstoffwechsel in Beziehung stehenden Kernschlacken etwa in der gleichen Weise bildet, wie die Leber aus dem Hämatin das Bilirubin.**

II. Bilirubinnachweis im Harne.

Obgleich für den Bilirubinnachweis im Harne eine sehr große Zahl von Methoden besteht, so kann man doch von keiner behaupten, daß sie einen genügenden Grad von Empfindlichkeit besitzt. Hiefür spricht auch ihre stetig wachsende Zahl. Während der Nachweis des meist schon makroskopisch erkennbaren Bilirubins im Harne beim Ikterus kaum auf irgendwelche Schwierigkeit stößt, läßt sich nicht das gleiche von den geringen Bilirubinmengen sagen, welche bei fieberhaften Erkrankungen, insbesondere pneumonischer Natur, oder bei mäßigeren Gallenstauungen, z. B. bei Cholelithiasis, ausgeschieden werden. Gerade diese geringen Bilirubinmengen aber mit Sicherheit festzustellen, hätte ein klinisches Interesse. Das meist gleichzeitig gefundene Urobilinogen ist ein zu vieldeutiger Körper, da er schon physiologisch auf der Höhe

---

[1]) Herrn Dr. Bumm, der mich bei diesen Versuchen unterstützte, möchte ich an dieser Stelle hiefür danken.

[2]) Über den Ursprung des melanotischen Pigments der Haut und des Auges. Dr. Klinckhardt, Leipzig 1908. — Das Problem der Pigmentbildung im Lichte der neuen Forschungen Blochs und seiner Mitarbeiter. Dermatol. Zeitschr. **24**, 1917. Literatur daselbst.

[3]) Über die Messung des Harnfarbstoffs und ihre diagnostische Verwertbarkeit. Berl. klin. Wochenschr. 1903. Nr. 14.

[4]) Über die Ausscheidung der Harnfarbstoffe, insbesondere des Urochroms bei gewissen Nierenerkrankungen. Münch. med. Wochenschr. 1918. Nr. 21.

[5]) Wien. Arch. f. klin. Med. **1**, 359. 1920.

der Verdauung[1]) in vermehrter Menge gefunden werden und ferner schon bei Koprostase vermehrt im Harne auftreten kann[2]). Nicht das gleiche kann man aber vom Bilirubin sagen. Dieser Körper erscheint im Harne erst dann, wenn die Stauung in der Leber oder in den Gallenwegen einen höheren Grad erreicht hat, wie bei starkem Nachlassen der Vis a tergo vom Herzen, oder bei Behinderung des Gallenabflusses durch Entzündung oder Verschluß der Gallenwege.

Bei der Beschäftigung mit der Diazoreaktion habe ich mich überzeugt, daß man die von Ehrlich[3]) vor mehr als 35 Jahren angegebene Diazoreaktion auf Bilirubin auch für den Harn anwenden kann. Das Bilirubin gibt nach Ehrlich bei saurer Reaktion eine rotviolette Diazoreaktion. Diese Probe wird zum Nachweis des Gallenfarbstoffs im Serum in ausgedehnter Weise verwendet. Dagegen hat die Probe für den Nachweis dieses Körpers im Harne, obgleich schon von Ehrlich ein Verfahren angegeben wurde, keine rechte Verwendung gefunden, weil unsere Kenntnisse von den im Harn mit der Diazobenzolsulfonsäure reagierenden Körpern noch keine genügende Differenzierung derselben erlaubten. In dieser Richtung brachten die letzten Jahre einen Fortschritt.

Bekanntlich unterscheidet Ehrlich eine primäre Diazoreaktion, welche beim Zusatz der Diazobenzolsulfonsäure zum Harn und eine sekundäre, welche beim Alkalisieren dieser Probe mit Ammoniak entsteht. Die primäre Reaktion des normalen Harnes besteht in einer Vertiefung seiner gelben Farbe; sie kann bei reichlicher Anwesenheit von Urobilinogen sehr stark ausfallen und stellt dann die sogenannte „Eigelbreaktion" Ehrlichs dar. **Ist Bilirubin im Harne vorhanden, so tritt beim Zusatz der diazotierten Sulfanilsäure Rotfärbung mit violettem Ton innerhalb der ersten Minute auf**[4]). Diese Reaktion ist für Bilirubin spezifisch und läßt sich noch schärfer von den anderen Diazoreaktionen des Harnes abgrenzen, wenn man ihn mit einigen Tropfen Essigsäure vorher ansäuert.

Die Diazoreaktion ist empfindlicher als die Gmelinsche Salpetersäure-, als die Rosinsche Jod- und meine Kaliumpermanganatprobe auf Bilirubin. Sie wird nur vom Bilirubin, aber nicht von dem durch Oxydation daraus entstandenen Biliverdin, Biliprasin und Bilifuszin, und auch nicht vom Urobilin(ogen) gegeben[5]). Eine Differenzierung gegenüber dem Urochromogen erfolgt durch die Ansäuerung des Harnes, da dieser Körper nur bei alkalischer Reaktion Rotfärbung mit Diazobenzolsulfonsäure ergibt. Das noch später zu besprechende Melanogen im Harne bei melanotischen Tumoren gibt auch eine primäre Rotfärbung mit den Diazoreagenzien bei saurer Reaktion, doch tritt diese Farbenänderung erst ganz allmählich innerhalb einer halben Stunde auf und unterscheidet sich auch im Farbenton von der Rotfärbung der Bilirubin-Diazoreaktion. Vom Melanogen kann das Bilirubin aber auch durch Ammonsulfataussalzung abgegrenzt werden. Während das Melanogen durch Ammonsulfat entweder nicht oder wenn, schon unter Umwandlung in Melanin gefällt wird,

---

[1]) Grimm, Virchows Arch. 132, 269. 1893.
[2]) Mc Munn, Journ. of Phys. 8, 22.
[3]) Zeitschr. f. klin. Med. 4, 721. 1883.
[4]) Nach längerer Zeit färbt sich jeder Harn nach Zusatz der Diazoreagenzien rötlich.
[5]) Huppert, Harnanalyse. 1898. 542.

wird Bilirubin praktisch vollständig bei der Sättigung des Harnes mit Ammonsulfat niedergeschlagen.

Auf dieser schon von Mehu[1]) festgestellten Eigenschaft kann eine Anreicherung des Bilirubins im Harne aufgebaut werden, indem man 100 ccm Harn mit 80 g Ammonsulfat in der Reibschale zerreibt und filtriert. Im Filtrat läßt sich kaum noch Bilirubin nachweisen; der Niederschlag enthält dagegen diesen Farbstoff und ebenso Urobilin, Uroerythrin und andere Farbstoffe fast quantitativ. Die letzteren geben aber keine Diazoreaktion. Der Ammonsulfatniederschlag kann mit einprozentiger Essigsäure gewaschen werden. Hierbei gehen nur Spuren von Bilirubin in Lösung. Der Rückstand wird in $2^0/_0$iger Sodalösung oder in absolutem Alkohol aufgenommen, eine Probe mit einigen Tropfen $10^0/_0$iger Essigsäure angesäuert und hierauf die diazotierte Sulfanilsäure hinzugefügt. Rotfärbung mit violettem Ton innerhalb der ersten Minute zeigt die Anwesenheit von Bilirubin an.

Schon im nativen Harn gelingt häufig mittels der Diazoreaktion der Bilirubinnachweis, wenn die anderen Proben versagen oder zweifelhaft ausfallen. Auf diese Weise konnte ich namentlich bei schwerer Tuberkulose sehr häufig neben Urobilinogen auch Bilirubin konstatieren und ebenso bei Pneumonien in den ersten Tagen. Wir sind heute, wenn wir uns einige Sicherheit über das an das Blut abgegebene Bilirubin verschaffen wollen, darauf angewiesen, die quantitativen Proben auf diesen Körper im Blutserum vorzunehmen. Im Harn war das Bilirubin bisher erst bei einem Gehalt von 1 zu 40 000 im Serum nachweisbar. Ich konnte mittels der Diazoprobe jedoch schon Bilirubin im Harne nachweisen, wenn sein Spiegel im Blutserum niedriger war und z. B. nur die Höhe von 1 zu 80 000 aufwies.

Bekanntlich wird ein Bilirubingehalt von 0,3 zu 200 000 im Blutserum noch als physiologisch angesehen [2]). Gelegentlich der Darstellung meiner Harnfraktionen, bei welchen Bilirubin aus größeren Harnmengen mitgefällt wurde, habe ich mich überzeugen können, daß auch normale Harne etwas Bilirubin zu enthalten pflegen. Diese geringen Bilirubinmengen treten erst bei stärkerer Anreicherung, z. B. Ausfällung von 300 ccm Harn mit 30 g Bleiazetat und Aufnahme des Niederschlags in wenig verdünnter Schwefelsäure, in Reaktion und sind oft nur an einer schwachen Rotfärbung beim Zusatz des Reagens zu erkennen. Häufig ist damit auch eine Neigung zu stärkerer Urobilinogenausscheidung verbunden. Bilirubin kann sich also schon normalerweise, wenn auch vielleicht nur in geringem Maße, an der Harnfarbe beteiligen. Die Kenntnis dieser normalen Bilirubinausscheidung ist von Interesse, da Bauer und Spiegel[3]) mit Gilbert, Lereboullet und anderen französischen Autoren geneigt sind, höhere Bilirubinwerte im Serum als Ausdruck einer besonderen konstitutionellen Beschaffenheit anzusehen.

Mehrfach konnte ich Bilirubin als Zeichen von Herzinsuffizienz im Harne finden, wo Urobilinogen nicht sehr stark vermehrt war. Beansprucht schon der letztere Körper für die Erkennung der Leberstauung bei Herzschwäche eine gewisse diagnostische und besonders prognostische Bedeutung, so muß dies vom Bilirubin noch viel mehr betont werden, welches ja als der schwerer diffundierbare Körper sicherlich schon eine beträchtlichere Leberstauung voraussetzt, wenn er in den Kreislauf und in den Harn übertreten soll. Auch bei

---

[1]) Journ. de pharm. et de chimie. 28, 164. 1876.
[2]) Lepehne, Dtsch. Arch. f. klin. Med. 131 und Zieglers Beitr. z. allg. Pathol. u. pathol. Anat. 64, 55. 1917.
[3]) Über das Bilirubin im Blute und seine pharmakologische Beeinflußbarkeit. Dtsch. Arch. f. klin. Med. 129, 17. 1919.

Gallensteinkolik sicherte vielfach der Bilirubinnachweis im Harn oder im Ammonsulfatniederschlag die Diagnose. Häufig wurde es aber auch hierbei vermißt. Fast regelmäßig fand sich Bilirubin im Harne mittels der Diazoprobe schon ohne Anreicherung bei der kruppösen Pneumonie in den ersten Tagen, wenn andere Proben völlig versagten. Dies könnte vielleicht auch diagnostisch verwertet werden.

Auf eine Unterscheidung des von Hijmans van den Bergh[1]) und seinen Nachuntersuchern angenommenen hepatischen Bilirubins, welches direkt schon ohne Alkoholzusatz die Diazoreaktion gibt, von einem anhepatischen, welches diese Reaktion erst nach Alkoholzusatz gibt (indirekte Diazoreaktion), habe ich nicht geachtet. Ob beim Harn eine ähnliche Differenzierung möglich sein wird, wie im Blutserum, kann ich mangels darauf gerichteter Untersuchungen nicht entscheiden. Mir war es zunächst darum zu tun, den Nachweis des Bilirubins im Harn, der so häufig mit den bisherigen Methoden nicht gelingt, zu verfeinern. In dieser Richtung wird, wie ich glaube, die Beachtung der Rotfärbung mit den Diazoreagenzien bei saurer Reaktion eine willkommene Ergänzung unserer harndiagnostischen Hilfsmittel bilden.

III. Phenolnachweis und Phenolausscheidung im Harne.

Vor zwei Jahren gelang es mir[2]), durch Heranziehung einer Modifikation der Millonschen Probe den Tyrosinnachweis wesentlich zu erleichtern und diesen Körper auf kolorimetrischem Wege auch der quantitativen Bestimmung zuzuführen.

Zur Ausführung der Probe sind folgende Reagenzien notwendig. 1. Eine 5%ige Lösung von Quecksilberoxydsulfat in 5 volumprozentiger H_2SO_4. 2. $^1/_2$%ige Natriumnitritlösung. 3. Eine Lösung von Tyrosin 1 : 50 000 in $^1/_2$%igem Natriumkarbonat. Die beiden ersten Reagenzien sind fast unbegrenzt, die Tyrosinlösung nach Chloroformzusatz auch sehr gut haltbar. Wenn jedoch Trübung eingetreten ist, ist sie durch eine frisch hergestellte Lösung zu ersetzen. Ferner sind mehrere graduierte Eprouvetten von gleicher Tiefe erforderlich.

Die Tyrosinlösung 1 : 50 000 dient als Standardlösung. An der Intensität der Millonschen Probe dieser Standardlösung wird die Intensität aller anderen Proben gemessen. Man bringt 3 ccm der obigen Standardtyrosinlösung in eine Eprouvette, fügt 2 ccm der Quecksilbersulfatlösung hinzu und erhitzt am besten über einem Spiritusbrenner bis zum Kochen, dann wartet man einige Sekunden, bis keine Luftblasen mehr aufsteigen und fügt aus einem Tropfflächchen drei Tropfen der Natriumnitritlösung hinzu. Es tritt nun nach zwei Minuten eine distinkte Rotfärbung auf, welche sich durch mindestens eine halbe Stunde nicht verändert. Die Millonsche Probe mit der 1 : 50 000 Tyrosinlösung nenne ich Standard-Millonprobe. Die auf den Tyrosingehalt zu untersuchende Flüssigkeit wird zunächst in derselben Weise blind geprüft. Während bei der Standardprobe keinerlei Niederschlag entsteht, ist dies bei der Prüfung von Eiweißhydrolysaten der Fall. Es wird von jeder Trübung nach Abwarten durch zwei Minuten abfiltriert. Die Millonsche Reaktion mit solchen Flüssigkeiten, deren Tyrosingehalt ermittelt werden soll, wird in der Regel stärker ausfallen als die Standardprobe. Man verdünnt die stärkere Millonprobe solange, bis ungefähr der Intensitätsgrad der Standardprobe erreicht ist. Wäre z. B. hierzu 10fache Verdünnung notwendig, so hat man eine Orientierung gewonnen, in welcher Verdünnungsbreite ungefähr die Konzentration von 1 : 50 000 zu suchen ist. Dann verdünnt man sich die Ausgangsflüssigkeit ebenso oft, also in diesem Falle 10mal und stellt neuerdings die Millonprobe in derselben Weise an. Jetzt kann aber noch immer

---
[1]) Der Gallenfarbstoff im Blute. Leiden und Leipzig 1918.
[2]) Über den quantitativen Nachweis des Tyrosins mittels der Millonschen Reaktion. Biochem. Zeitschr. **97**, 170. 1919.

die Intensität der Probe ein Mehrfaches des Standardmillon sein, z. B. dreifach, und man verdünnt wieder wie vorher und stellt sich neuerdings die Probe an, bis man mit der zuletzt erhaltenen dem Intensitätsgrad der Standardprobe nahekommt. Würde z. B. der Tyrosingehalt in einer Flüssigkeitsmenge von 200 ccm zu prüfen gewesen sein und hätte man zuerst 10 mal, dann noch 3 mal, also im ganzen 30 mal verdünnen müssen, um genau die Farbe der Standardprobe zu erhalten, so wäre der Tyrosingehalt gleich $\frac{200 \times 30 \times 1}{50\,000} = 0{,}120$.

Die geschilderte Probe kann zum Tyrosinnachweis im Harn verwendet werden. Man bringt den Ammonsulfatniederschlag aus etwa 100 ccm Harn auf das Filter, wäscht gut mit Ammonsulfatwasser, dann mit absolutem Alkohol zur Entfernung der Farbstoffe, mit schwach angesäuertem Wasser zur Beseitigung von eventuell mitgefälltem Eiweiß oder von Albumosen nach und löst den Rückstand in schwacher Sodalösung. Mit dieser Lösung stellt man in der beschriebenen Weise die Tyrosinprobe an. Die Anwesenheit von geringen Eiweiß- oder Albumosemengen in dieser Tyrosinfraktion stört nicht, da Tyrosin in den letzteren Substanzen in gebundenem Zustand enthalten ist und, wie wir es noch bei den Phenolschwefelsäuren sehen werden, erst die hydrolytische Spaltung das Tyrosin im Eiweiß freimacht. Ich habe mittels dieser Methode in mehreren pathologischen Fällen nach Tyrosin gesucht, bisher aber noch in keinem Falle dasselbe gefunden. Akute gelbe Leberatrophie oder Phosphorvergiftung hatte ich noch nicht Gelegenheit zu untersuchen. Dem Harn zugefügtes Tyrosin wurde jedoch auf diese Weise fast quantitativ wiedergefunden.

Größere Bedeutung als für den Tyrosinnachweis kommt der von mir beschriebenen Probe für den Nachweis der Phenole im Harne zu [1]. Phenol und Parakresol geben die Millonsche Reaktion, sie kommen jedoch im Harne überwiegend nicht frei vor, sondern gebunden als Phenolschwefelsäure und Phenolglukuronsäure. Es handelt sich deshalb darum, die Phenole aus der esterartigen Bindung freizumachen, um sie zur Reaktion zu bringen. Dies gelingt bekanntlich durch eine 5%ige Mineralsäure bei längerem Kochen.

Bei Anwendung der Quecksilberoxydsulfatlösung in fünfvolumprozentiger H_2SO_4, von der 2 ccm zu 3 ccm der zu prüfenden Flüssigkeit kommen, haben wir die Möglichkeit, eine annähernd fünfgewichtprozentige Schwefelsäurelösung zu erhalten, die beim Kochen die Phenolverbindungen spaltet. Während die Millonsche Probe im Harn für gewöhnlich nicht gelingt, braucht man einen am besten gleich mehrfach verdünnten Harn nur ca. 5 Minuten mit aufgesetztem 1 m-Steigrohr (wegen der Flüchtigkeit der Phenole) oder einem kleinen Kühler zu kochen und erhält eine oft sehr intensive Millonsche Reaktion zum Beweis, daß Phenole frei wurden. Kocht man den so verdünnten Harn nun etwa $1/4$ Stunde in der beschriebenen Weise, so kann man sicher sein, daß alle Phenolverbindungen vollständig gespalten sind, und nun kann man in der gleichen Weise verfahren, wie wenn Tyrosin vorliegen würde.

Ein normaler Harn gibt etwa bei fünffacher Verdünnung nach der vorgeschriebenen Hydrolyse durch $1/4$ Stunde mit Steigrohr eine Reaktion, welche der Standardtyrosinlösung 1 : 50 000 entspricht, somit würde ein solcher Harn bei einer Tagesquantität von 1500 ccm enthalten Phenol als Tyrosin ausgedrückt

---

[1] M. Weiß, Kolorimetrische Phenolbestimmung im Harne. Biochem. Zeitschr. **110**, 258. 1920.

1500 × 5 × 1 : 50 000 = 0,150. In Parakresol kann man sich den Wert umrechnen, indem man mit 108 : 181, in Phenol, indem man mit 94 : 181 multipliziert.

Würde aber ein anderer Harn mit einer Tagesmenge von 600 ccm bei der fünffachen Verdünnung noch eine sechsmal stärkere als die Standardprobe ergeben und die sechsfache Verdünnung, also im ganzen 30fache Verdünnung, eine zweimal stärkere, so wäre der Tyrosinwert der Phenole in diesem Falle
$$= \frac{5 \times 6 \times 2 \times 600}{50\,000} = 0{,}720.$$

In diesem Phenolwert des Harnes sind mehrere Anteile enthalten. Zunächst die Phenolverbindungen, welche wieder in Phenol und Parakresolverbindungen zerfallen; diese wurden auch bei den bisherigen Methoden mittels Destillation und Titrierung zusammen bestimmt. Weiterhin sind aber auch in diesem Werte enthalten die Oxysäuren, ferner eventuell Tyrosin. Das Tyrosin, welches ein recht seltener pathologischer Harnbestandteil ist, läßt sich durch Ammonsulfat beseitigen. Die Oxysäuren lassen sich durch zweimalige Ätherextraktion dem stark mit Essigsäure angesäuerten Harn völlig entziehen und gesondert in derselben Weise bestimmen. Ihr Wert ist gering. Sie betragen p. d. etwa 10—25 mg. Sie gehen, wie schon Baumann festgestellt hat, der Phenolausscheidung parallel. Eine Differenzierung der Oxysäuren von den Phenolen habe ich daher nicht vorgenommen. Albumin und Albumosen geben nach der Hydrolyse wegen des freigewordenen Tyrosins gleichfalls Millonsche Reaktion, sie müssen daher bei der Phenolbestimmung im Harne früher beseitigt werden. Zu diesem Zwecke fällt man den Harn am besten mit einigen Tropfen 10%iger Bleiazetatlösung, filtriert und verfährt so, wie wenn Harn vorliegen würde. Ein Niederschlag von Bleisulfat, der beim Hinzufügen des Quecksilbersulfats entsteht, stört weiter nicht, da beim späteren Filtrieren der fertigen Millonprobe auch dieser Niederschlag abfiltriert wird. Fällt man die Eiweißsubstanzen mit Ammonsulfat aus, was ja das Nächstliegende wäre, so ist darauf zu achten, daß erst eine mehrmalige Verdünnung des Filtrats die Störung ausschaltet, welche die Milonsche Probe durch konzentrierte Salzlösungen erleidet.

Die Probe kann auch verwendet werden, um Eiweiß oder Albumosen aus ihrem Tyrosingehalt quantitativ zu bestimmen. Zu diesem Zweck bringt man diese Substanzen zunächst in zweckmäßiger Weise zur Fällung, löst in schwachem Alkali und hydrolysiert, wobei man sich aber das Steigrohr ersparen kann, weil ja das aus dem Eiweiß freigewordene Tyrosin nicht wie die Phenole flüchtig ist. Es hat sich gezeigt, daß der normale Harn nur selten im Ammonsulfatniederschlag, nach Alkoholextraktion zur Beseitigung der Farbstoffe, Spuren von Eiweiß oder Albumosen enthält.

Ich will zu den Phenolen des Harnes zurückkehren. Die von mir beschriebene Methode dürfte die klinische Untersuchungsmöglichkeit dieser Körper wesentlich erleichtern. Den bisherigen Methoden haften verschiedene Mängel an. Einer der größten ist ihre Umständlichkeit. Das Verfahren nach Neuberg [1]) z. B. verlangt ungefähr fünfmaliges Abdestillieren und verschiedene Reinigungsprozeduren des Destillats, welche zusammen mit der Destillation längere Zeit in Anspruch nehmen. Demgegenüber ist nach meinem Verfahren eine Bestimmung in der Regel in ca. $\frac{1}{2}$ Stunde beendigt.

Der Phenolwert im Harn gilt als typischer Exponent für die Darmfäulnis. Nachdem Baumann aus faulendem Eiweiß, Weil aus der Fäulnis unterworfenem

---

[1]) Der Harn. **1**, 465. 1911 und Zeitschr. f. phys. Chem. **27**, 123. 1899.

Tyrosin Phenol bzw. Parakresol darstellen konnten, Brieger flüchtige Phenole im Intestinalinhalt gefunden hatte, galt und gilt es noch heute als ein Axiom der Physiologie, daß Phenole, abgesehen von gewissen Krankheiten, nur durch Fäulnis im Darm entstehen, in der Leber an Schwefel- oder Glukuronsäure gebunden werden und so im Harn zur Ausscheidung gelangen.

Die Lehre vom intestinalen Ursprung gewisser Abbauprodukte im Harn erstreckt sich auf alle Substanzen, die man durch Einwirkung von Fäulniserregern aus Eiweiß und seinen Bausteinen hat gewinnen können. Sie gilt vom Indol bzw. Indikan ebenso wie von den Phenolverbindungen und gründet sich zum Teil auf sehr beweisende Experimente. Sie geht auch auf Untersuchungen von Senator[1]) zurück, welcher im Harn des Neugeborenen kein Indikan nachweisen konnte. Diese Lehre ist nicht unbestritten geblieben [Blumenthal und Jakobi[2]), Rosenbach[3]), Lewin[4]), Rosenfeld[5])]. Besonders die von fast allen Autoren, welche sich mit der Phenolausscheidung beschäftigt haben, festgestellten hohen Phenolwerte beim Karzinom haben Anlaß dazu gegeben, den Ursprung dieser Körper auch in die Gewebe selbst zu verlegen. Der Widerstreit der Meinungen in bezug auf die Genese dieser Körper erstreckt sich auch auf die Tryptophanderivate. So hat besonders Rosenbach der Meinung Ausdruck gegeben, daß die Indolbildung und die weitere Verarbeitung der Eiweißstoffe zu den Endprodukten des Stoffwechsels außerhalb des Darmes im Blut resp. in den Geweben vor sich geht.

Ich konnte die schon von früheren Autoren betonte Tatsache bestätigen, daß man beim Karzinom sehr häufig eine mitunter ganz beträchtliche Vermehrung der Phenole im Harn konstatieren kann. 0,500 bis 0,700 g gegenüber etwa 0,200 g in der Norm sind kein seltener Wert. Diese Werte wurden jedoch überwiegend beim Karzinom des Digestionstraktes gefunden. Es handelt sich keineswegs um ein pathognomonisches Zeichen des Krebses; denn abgesehen davon, daß vielfach namentlich beim Karzinom der Haut, der Mamma, des Mundes die Vermehrung der Phenole fehlt, können verschiedene andere Krankheiten das gleiche zeigen, so z. B. schwere Tuberkulose, besonders bei Komplikation mit Darmgeschwüren, Ileus, Empyem, abnorme Darmerweiterung, kurz alle Krankheiten, die zu einem abnormalen Abbau, sei es der Nahrung durch Stauung oder des Gewebes durch geschwürigen Zerfall Anlaß geben. Es liegen hier ähnliche Verhältnisse vor wie bei der noch zu besprechenden Indolverbindung, welche im Harn die Uroroseinprobe bewirkt.

Differentialdiagnostisch glaube ich aber doch den Wert einer Phenolbestimmung im Harn betonen zu müssen. Ein hoher Phenolwert gab uns manchmal einen frühen Hinweis auf die Möglichkeit, daß ein malignes Neugebilde im Magendarmtrakt vorliegt. Immer muß aber auch der Phenolwert im Zusammenhalt mit allen anderen klinischen Symptomen bewertet werden. Denn spezifische

---

[1]) Über das Vorkommen von Produkten der Darmfäulnis bei Neugeborenen. Zeitschr. f. physiolog. Chem. 4, 1890.
[2]) Beiträge zum Nachweis und zur Entstehung aromatischer Körper im Organismus. Biochem. Zeitschr. 29, 472. 1910.
[3]) Über eine eigentümliche Farbstoffbildung bei schweren Darmleiden. Berl. klin. Wochenschr. 1889. Nr. 1, 13 u. 22.
[4]) Festschr. f. Salkowski. Berlin 1903.
[5]) Die Indolbildung beim hungernden Kaninchen. Hofmeisters Beitr. 5, 83, 1903.

Reaktionen im Harne für das Karzinom konnten bisher nicht gefunden werden und sind vielleicht auch der Natur der Sache nach unmöglich.

1—2 Tage vor der Phenolbestimmung ist der Darm zu entleeren, ferner ist es wüschenswert, den Kranken auf absolute Milchdiät während der Zeit der Phenolbestimmung zu setzen, um alle aus stärkerer Darmfäulnis stammenden Fehlerquellen auszuschalten. Daß Phenol abspaltende Medikamente vermieden werden müssen, versteht sich von selbst. Ein Phenolwert über 0,400 p. d. (in Tyrosin ausgedrückt) ist bei Ausschluß anderer Möglichkeiten (Empyem, Bronchiektasie, Gangrän, Darmtuberkulose, Ileus usw.) ein Umstand, der für die Karzinomdiagnose Verwertung finden kann.

Ich habe auch versucht, zusammen mit Dr. Mandl von der chirurgischen Klinik Hochenegg den Tyrosinwert des Magensaftes nach Probefrühstück für die gleiche Frage zu verwerten. Wenn auch im großen ganzen der Wert beim Karzinom ein höherer war als bei normalen oder Ulkusfällen, so war doch keine genügende Gesetzmäßigkeit festzustellen, um diese Tatsachen zur Grundlage eines diagnostischen Verfahrens zu machen.

Um der Frage näher zu treten, ob das im Harn erscheinende Phenol auch anderen als intestinalen Ursprungs sein könnte, habe ich den Harn von Neugeborenen nach meinem Verfahren untersucht. Da ergab sich das überraschende Ergebnis, daß vier Neugeborene am fünften Lebenstage Phenolwerte zeigten, welche pro Kilogramm gar nicht wesentlich niedriger waren als beim Erwachsenen. Diese Neugeborenen erhielten Muttermilch und Trockenmilch in Wasser aufgeschwemmt. Ich hielt es daher für notwendig, noch Untersuchungen an Neugeborenen während des ersten Lebenstages vorzunehmen.

Ein Harn, der etwa 24 Stunden nach der Geburt gelassen wurde, gab gleichfalls einen Phenolwert analog dem der Erwachsenen. Ich war daher schon geneigt, die These vom rein intestinalen Ursprung der Phenole aufzugeben, als ich noch Gelegenheit hatte, zwei weitere Harne zu untersuchen. Der eine wurde innerhalb der ersten 12 Stunden nach der Geburt gelassen. In diesem Falle war nur eine Spur von Phenol nachweisbar, im ganzen 1 mg, während die älteren Kinder 6 mg und darüber p. d. ausschieden. Bei dem anderen Kinde wurden, solange das Kind noch nicht abgenabelt war, einige Kubikzentimeter spontan entleerten Harnes aufgefangen[1]). Dieser Harn zeigte nun absolut keine Phenole. Parallel mit der Millonschen Probe im hydrolysierten Harne verhielt sich im nativen Harne die Probe auf Tryptophanderivate. Nur der während der Geburt aufgefangene Harn veränderte sich bei der Glyoxylschwefelsäureprobe gar nicht, während die anderen Harne eine mehr minder starke Violettfärbung annahmen.

Dieses ungemein rasche Auftreten von Phenolen im Harne beim Neugeborenen hatte etwas Überraschendes. Nach Baumann treten die Phenole erst am sechsten Lebenstage auf. In diesem Falle aber war eigentlich absolut frei von Phenolen nur der noch intrauterin gebildete Harn. Wir müssen daher annehmen, daß schon sozusagen mit den ersten Zügen des Kindes an der Brust die Fäulnisbakterien Eingang in den Darm finden und mit außerordentlicher Geschwindigkeit ihre Wirkung entfalten.

Die Lehre vom intestinalen Ursprung der Phenole erfährt durch diese Beobachtungen eine weitere Stütze. Damit steht im Einklang, daß nach meinen Beobachtungen überwiegend Tumoren des Magendarmtraktes die erhöhte Phenolausscheidung zeigen. Offenbar ist der durch Fäulnisbakterien bewirkte sekundäre Gewebszerfall, der ja besonders leicht

---

[1]) Bei der Durchführung dieser Untersuchungen wurde ich in entgegenkommendster Weise von Herrn Prof. Thaler und Dr. Klaften unterstützt.

Phenolwerte in Tyrosin bei Gesunden und Kranken.

Nr.	Name	Alter	Gewicht	Diagnose	Harnm. p. d.	N p. d.	Phenolwert in Tyrosin
1	M. W.	41	75	Normal	1585	7,5	0,190
2	S. R.	50	80	Diabetes	3500	—	0,164
3	K. N.	52	65	Diabetes	3600	—	0,072
4	A. St.	45	56	Nephritis	600	—	0,188
5	A. F.	34	59	Pneumonie	900	13,06	0,202
6	Derselbe	34		Rekonval.	1000	—	0,100
7	F. V.	56	60	Herzfehler	900	3,02	0,157
8	J. V.	54	62	Emphysem	1850	6,99	0,240
9	M. W.	15	42	Ink. Vitium	600	3,59	0,146
10	K. L.	42	55	Fieberh. Zust.	1200	—	0,320
11	R. E.	31	59	Krup. Pneum.	1500	—	0,158
12	A. R.	20	58	Polyserositis	500	—	0,075
13	M. W.	41	75	Normal	960	9,4	0,098
14	K. S.	25	60	Ekzema	1000	4,8	0,120
15	K. N.	52	65	Diabetes	3200	—	0,052
16	M. P.	30	60	Varikokele	1100	—	0,300
17	E. Sch.	32	65	Ekzema	1550	—	0,325
18	A. B.	26	58	Tbc. pulm.	800	8,45	0,240
19	A. Sch.	45	70	Bronchiektasie	1000	—	0,192
20	A. W.	40	52	Anämie pernic.	1600	—	0,320
21	B. K.	60	58	Ikterus	1000	4,13	0,100
22	K. Z.	63	49	Carc. nasi	2400	2,4	0,078
23	B. M.	27	50	Carc. ventric.	700	5,8	0,440
24	K. G.	74	49	Carc. recti	1000	7,0	0,470
25	A. W.	49	50	Carc. mammae	680	3,8	0,132
26	K. N	62	52	Carc. recti	1100	12,6	0,550
27	N. A.	44	58	Carc. ventric.	540	—	0,640
28	W. L.	35	51	Tbc. intest.	900	—	0,500
29	K. J.	32	50	Tbc. pulm. ulcer. intest.	850	—	0,480
30	F. T.	41	55	Tumor abdom.	700	—	0,540
31	F. H.	56	58	Mega colon	1000	—	0,700
32	R. T.	48	42	Carc. oesoph.	800	—	0,400
33	M. P.	36	51	Melanosarkom	1100	—	0,150
34	M. R.	56	46	Metastasen von Carc. ventr.	500	—	0,800
35	H. L.	52	60	Cirrhos. hep. ?	1000	—	0,600
36	J. D.	59	56	Tumor abdom.	600	—	0,648
37	J. G.	64	60	Ulc. ventric.	1300	—	0,130
38	K. H.	60	51	Carc. recti	600	—	0,440
39	M. G.	63	49	Carc. ventric.	600	12,4	0,720
40	J. H.	64	52	Carc. oesoph. (Stenose)	520	6,5	0,117
41	R. S.	55	54	Carc. ventr.	1400	5,8	0,455
42	E. E.	28	61	Ulc. ventr.	1600	—	0,190
43	R. H.	60	52	Carc. recti	1200	—	0,500
44	H. M.	48	57	Carc. recti	1000	—	0,240
45	J. P.	52	60	Carc. ves fell., Ikterus	500	5,8	0,300
46	N. S.	49	63	Carc. oesoph.	780	—	0,390
47	H. D.	78	62	Carc. ventric.	440	—	0,512
48	M. F.	35	56	Tumor renis, Metast. in pulm.	1200	—	0,154
49	K. Sch.	48	54	Peritonitis tbc. oder Tumor	1000	—	0,500
50	G. B.	54	60	Tumor mediast.	1500	—	0,300
51	A. R.	65	58	Tumor intest.	800	6,8	0,650

im Intestinaltrakt vor sich gehen kann, die Quelle dieser Phenole. Um dem Karzinomgewebe schlechtweg die Fähigkeit zu einem aberranten intermediären Stoffwechsel im Sinne der Phenolbildung zuzusprechen, wären weitere genaue Beobachtungen an außerhalb des Darmtraktes sitzenden Tumoren notwendig, wo die Einwirkung von Fäulnisbakterien ausgeschlossen werden kann. Vielleicht wird es gelingen, mit der relativ einfachen Methode meiner Phenolbestimmung diese Frage mit Sicherheit zu entscheiden.

In vorstehender Tabelle habe ich einige Phenolwerte zusammengestellt.

IV. Die Uroroseinprobe.

Im Jahre 1882 wurde von Nencki und Sieber[1]) ein Chromogen im Harne entdeckt, welches bei der Behandlung mit konzentrierten Mineralsäuren eine schöne Rotfärbung mit charakteristischer Absorption gab.

Später haben sich hauptsächlich Rosin[2]), Garrod und Hopkins[3]), Herter[4]), Annie Homer[5]), Ewins und Laidlaw[6]) mit dem Farbstoff beschäftigt. Herter hielt das Chromogen des Uroroseins für Indolessigsäure, welches eine ähnliche Reaktion mit Mineralsäuren gibt. Ewins und Laidlaw konnten zeigen, daß nach Eingabe von Indoläthylamin und Indolessigsäure nicht diese, sondern Indolazetursäure, d. i. die Glykokollverbindung der Indolessigsäure im Harne erscheint. Annie Homer hat durch spektroskopische Untersuchungen den Schlußstein in dieser Frage gelegt und gezeigt, daß nur Indolazetursäure, nicht aber Indolessigsäure das gleiche spektroskopische Verhalten zeigt, wie das Chromogen des Uroroseins.

Die klinische Bedeutung der Probe haben nebst Nencki und Sieber hauptsächlich Rosin untersucht. Die Ergebnisse ihrer Untersuchungen sind jedoch nicht unmittelbar vergleichbar mit denjenigen, über welche ich hier berichte. Denn sie haben nur Mineralsäuren ohne ein weiteres Oxydationsmittel angewendet. Von Staal[7]) wurde für den Nachweis des Uroroseins meines Wissens zuerst Säure und eine schwache Nitritlösung empfohlen, während E. und H. Salkowski[8]) schon früher für den Nachweis ihrer Skatolkarbonsäure, die lange für identisch mit dem Chromogen des Uroroseins gehalten wurde[9]), das gleiche Vorgehen empfohlen hatten.

Für klinische Untersuchungszwecke des Harnes haben Smieczuszewski und ich[10]) zuerst die Behandlung des Harnes mit HCl und Natriumnitrit systematisch durchgeführt. Wir haben den Harn zunächst mit Bleiessig ausgefällt und zum Filtrat Salzsäure und einige Tropfen $^1/_2\%$iger $NaNO_2$-Lösung hinzugefügt. Der entstandene Farbstoff wurde durch Extraktion mit Amylalkohol aufgenommen und seine Quantität nach der Menge des Amylalkohols geschätzt, der zur Verdünnung notwendig war bis zum Verschwinden des charakteristischen Absorptionsstreifens (λ 440—460) bei einer Schichtdicke von 17 mm.

Aus Untersuchungen an 380 Fällen haben wir damals folgende Schlüsse gezogen: **Das Chromogen des Uroroseins ist schon normalerweise**

---

[1]) Über das Urorosein. Journ. f. prakt. Chem. **26**, 333. 1882.
[2]) Dtsch. med. Wochenschr. 1893. 51 und Virchows Arch. **123**, 556.
[3]) Journ. of physiol. **20**, 135. 1896.
[4]) Journ. of biol. Chem. **4**, 253. 1908.
[5]) Journ. of biol. Chem. **22**, 345. 1915.
[6]) The biochem. Journ. **7**, 18. 1913.
[7]) Über das Chromogen des sog. Skatolrot. Zeitschr. f. physiolog. Chem. **46**, 236. 1905.
[8]) Zeitschr. f. physiolog. Chem. **9**, 13. 1885.
[9]) Ellinger (Ber. d. dtsch. chem. Ges. **37**, 1801. 1904) wies nach, daß die Skatolkarbonsäure Salkowskis Indolessigsäure sei.
[10]) Das Urorosein und seine klinische Bedeutung. Wien. klin. Wochenschr. 1911. Nr. 52.

in Spuren im Harn zu finden. Gesteigerte Fäulnis im Darmtrakt infolge von Stagnation seines Inhalts kann zu vermehrter Uroroseinbildung Anlaß geben. Karzinome des Digestionstraktes können an und für sich auch ohne nachweisbare Stagnation zu vermehrter Ausscheidung führen. Lipp[1]) hat die von uns angegebene Methode nachgeprüft und unsere Angaben bestätigt.

Seit dieser Zeit hatte ich Gelegenheit, die Uroroseinprobe wiederholt vorzunehmen. Die Ergebnisse, zu denen ich gelangt bin, weichen kaum von denen unserer ersten Arbeit ab. Zum Nachweis des Körpers verfahre ich jedoch jetzt anders. Da sich gezeigt hatte, daß schon neutrales Bleiazetat ebenso wie Ammonsulfat, vielmehr noch Bleiessig des Uroroseinchromogen zum Teil niederschlägt, nehme ich den Nachweis jetzt im nativen Harne vor. Ich füge zu 20 ccm Harn 3 ccm reiner konzentrierter HCl und dazu unter Herummischen 1 bis 2 Tropfen $1/2\%$iger $NaNO_2$-Lösung. Bei Anwesenheit des Chromogens entsteht fast sofort eine mehr weniger ausgesprochene Rotfärbung, welche man in der früher beschriebenen Weise quantitativ auswerten kann. Man kann sich jedoch auch auf folgende Art ein Urteil über die Quantität des Körpers bilden: Man verdünnt den Harn und stellt jedesmal mit der Verdünnung die Probe in der gleichen Weise an. Bei reichlicher Ausscheidung des Chromogens kann man noch im 20 fach verdünnten Harn eine schöne Rotfärbung mit deutlichem Absorptionsstreifen sehen. Auf diese Weise erhält man leicht eine Vorstellung über die Menge des Chromogens und hat auch zugleich den Vorteil, den die Verdünnung durch Ausschaltung störender Farbstoffe gewährt. Zu diesen gehört das Bilirubin, welches bei der gleichen Probe eine Grünfärbung durch Biliverdinbildung gibt und das Urochromogen, welches hierbei unter Gelbfärbung reagiert. Nur der Gallenfarbstoff geht in Amylalkohol über, während das bei der Oxydation des Urochromogens entstandene Urochrom durch Amylalkohol nicht extrahiert wird. Man kann daher im letzteren Falle noch immer durch die Amylalkoholextraktion sich ein Urteil über die An- oder Abwesenheit des Körpers bilden. Auch Urobilin kann bei der gleichen Probe aus dem Urobilinogen entstehen. Auch dieser Farbstoff geht in Amylalkohol über, kann jedoch vom Urorosein leicht durch sein charakteristisches Band unterschieden werden. Zur Beseitigung des Bilirubins und Urobilins kann man die Ammonsulfataussalzung benützen. Es geht zwar hierbei etwas Uroroseinchromogen verloren, doch bleibt der größere Teil im Filtrat. Die Harne, welche starke Uroroseinreaktion geben, enthalten jedoch nicht oft die erwähnten Farbstoffe. Die Indolazetursäure selbst ist ungefärbt und man ist daher oft überrascht, in einem sonst ganz blassen Harne eine außerordentlich starke Probe zu erhalten.

Im normalen Harn finden wir selbst bei starker Obstipation in der Regel nur eine schwache Probe. Erst wenn anderweitige Ursachen für die erschwerte Stuhlentleerung vorhanden sind, wie Verwachsungen, Tumoren, abnorme Darmerweiterung u. a., kann Urorosein in vermehrter Menge nachweisbar sein. In diesem Sinne ist eine starke Uroroseinprobe auch ein sehr häufiges Begleitsymptom der Tumoren des Gastrointestinaltraktes und vielfach vergesellschaftet mit einer erhöhten Phenolausscheidung

---

[1]) Harn- und Blutuntersuchungen als Hilfsmittel bei der Diagnose des Magenkarzinoms. Med. Klinik. 1912. 955.

im Harn. Sie kann jedoch auch ganz unabhängig von Stuhlverstopfung vorkommen.

Dieselben Erwägungen, denen ich anläßlich der Besprechung der Phenole Ausdruck gegeben habe, drängen sich bei der Betrachtung der Ausscheidung der Indolazetursäure auf. Auch bei den Indolderivaten, insbesondere beim Indikan, war man geneigt, eine extraintestinale Quelle anzunehmen. Aber die Tatsachen der menschlichen Pathologie unterstützen wenig diese Annahme. Das Chromogen des Uroroseins ist auch in der überwiegenden Mehrzahl der Fälle lokal an den Darm geknüpft. Wohl habe auch ich Tumoren beobachtet, die außerhalb des Darmes saßen, wie z. B. einen Mediastinaltumor, der hohe Uroroseinbildung darbot, aber dieses vereinzelte Vorkommnis kann im wesentlichen die Haupttatsache nicht erschüttern, daß meistens nur Tumoren des Intestinaltraktes zu erhöhter Ausscheidung des Chromogens führen.

Bei der Verwertung dieser Probe ist dieselbe Vorsicht notwendig, wie bei den Phenolen. Ganz analog dem Verhalten der Phenole können Krankheiten anderer Art, welche mit abnormer bakterieller Zersetzung einhergehen, eine starke Uroroseinprobe bewirken. Gestautes Sekret in der Lunge bei Bronchiektasien, putride Bronchitis, Lungenabszeß, Gangrän, Empyem, Ileus, Darmerweiterung und ähnliche Erkrankungen geben Anlaß zu ebenso starker Ausscheidung der Indolazetursäure, wie irgend ein Tumor des Darmtraktes. Trotzdem ist eine klinische Verwertung dieser Probe möglich, wenn wir uns alle möglichen Ursachen der Ausscheidung dieses Körpers vergegenwärtigen und, wie wir es auch sonst tun, unter Abwägung des Für und Wider an eine Synthese des Krankheitsbildes aus seinen Symptomen schreiten. Dann kann manchmal eine starke Uroroseinprobe ähnlich wie ein besonders hoher Phenolwert dominierend in unsere Erwägungen eingreifen und ihnen eine bestimmte Richtung verleihen.

Die Uroroseinprobe dürfte geeignet sein, eine Lücke in der Beurteilung der Darmaffektionen auszufüllen, ähnlich wie die noch später zu besprechende Thormählensche Probe. Für Stauungen in den oberen Teilen des Darmes besitzen wir in der Indikanprobe ein Korrelat im Harnbefund, für Stauungen in den übrigen Teilen des Darmes fehlt uns ein solches. Ich glaube nun, daß vielfach der Uroroseinnachweis diese Lücke ausfüllen wird. Bei vielen Affektionen des Darmes erwarten wir eine positive Indikanprobe und sie läßt uns im Stiche. Dafür finden wir manchmal kräftige Uroroseinreaktion. Es unterliegt kaum einem Zweifel, daß der Abbau der Tryptophanderivate im Darm nur zum Teil in der Richtung der Indikanbildung verläuft.

Vielleicht sind es die besonderen Resorptions- und fermentativen Verhältnisse im Dünndarm, welche bei gleicher Muttersubstanz die Indikanbildung verursachen, während in den anderen Teilen des Darmes die andersartigen Verhältnisse der Bildung der Indolessigsäure günstiger sind.

Das Auftreten der Uroroseinprobe bei Tumoren des Digestionstraktes ist wahrscheinlich durch bakterielle Einwirkung auf das Tumorgewebe selbst bedingt, ähnlich wie die vermehrte Phenolbildung in diesen Fällen; denn häufig ist eine Stauung des Darminhaltes nicht nachweisbar. Der Tumor, der ja nicht ausweichen kann, verhält sich dann wie abnorm gestauter Nahrungsbrei, in welchem Fäulnisbakterien die für sie charakteristischen Zersetzungsprodukte bilden.

Die Eigenart des Tumorgewebes ist für die Bildung des Uroroseinchromogens ebenso von Bedeutung wie sein Sitz. Im allgemeinen nimmt die Tendenz zur Bildung dieses Fäulnisproduktes im Magendarmtrakt von oben nach unten zu. Manche Karzinome des Ösophagus ließen es vermissen, andere wieder gaben die Uroroseinprobe im Harne in ausgesprochener Weise. Derbe Tumoren, wie Scirrhus des Magens, pflegten keine starke Ausscheidung des Chromogens zu bewirken. Daß ein außerhalb des Darmtraktes, z. B. im Uterus sitzendes Karzinom mit sekundärem Zerfall sich ebenso verhalten kann, wie ein Tumor des Digestionstraktes, wurde von mir öfters gesehen.

V. Die Thormählensche Reaktion.

Im Jahre 1887 fand Thormählen[1]) bei einer an malignem Tumor leidenden Patientin die nach ihm benannte Probe, welche identisch ist mit der Legalschen Probe auf Azeton und als Indolreaktion schon vor Thormählen von Salkowski[2]) beschrieben worden war[3]). Fügt man zu einer Harnprobe einige Tropfen einer 5%igen Nitroprussidnatriumlösung, so entsteht nach dem Alkalisieren mit Lauge eine mehr weniger tiefe Rotfärbung in jedem Harn (Kreatininreaktion); säuert man dann mit konzentrierter Essigsäure an, so entsteht bei der Thormählenschen Probe grüne bis blaue Färbung, während bekanntlich bei der Azetonprobe die Rotfärbung bleibt oder sich vertieft. Thormählen fand, daß bei Tieren seine Reaktion schon normalerweise vorhanden ist, wenn auch nicht in derselben Intensität wie in dem von ihm beschriebenen Fall, sondern nach seiner Auffassung wegen schwächerer Konzentration des Körpers und der gelben Grundfarbe des Harnes mit grünlicher Nuance. Feigl und Querner[4]) haben diese Angabe nachgeprüft und bestätigt.

Thormählen hat sich schon bemüht, den die Reaktion verursachenden Körper zu isolieren. Er ging dabei vom Pferdeharn aus, welcher eine grünliche Reaktion gibt. Die Substanz ist nach Thormählen nicht flüchtig, wird durch Mineralsäuren in kurzer Zeit zerstört, dagegen lassen Alkalien sie auch bei längerem Kochen intakt. Sie wird durch neutrales Bleiazetat nicht gefällt, zum Teil durch Bleiessig und fast vollständig durch Bleizucker und Ammoniak. Aus der Bleiverbindung wird der Körper durch Kohlensäure zum großen Teil, vollständig durch Na_2CO_3 freigemacht. Nach Zerlegung des Bleisalzes durch H_2S ist seine Wiedergewinnung nicht möglich. Er ist in Äther und Chloroform

---

[1]) Mitteilung über einen noch nicht bekannten Körper im pathologischen Menschenharn. Virchows Arch. 108, 317. 1887.

[2]) Zeitschr. f. physiol. Chem. 4, 133. 1880.

[3]) Dreschfeld (Über diabetisches Koma, Brit. med. Journ. August 1886) hatte schon ein Jahr vor Thormählen die gleiche Reaktion bei mehreren Fällen von diabetischem Koma beschrieben, ohne jedoch näher auf das Wesen derselben einzugehen.

[4]) Über Melanurie. Dtsch. Arch. f. klin. Med. 123, 107. 1917.

unlöslich und wird aus der konzentrierten alkoholischen Lösung durch Äther gefällt. Durch wiederholte Umfällung erhielt Thormählen schließlich ein gelbweißes Pulver, welches aber nicht einheitlich war, da immer neben der gesuchten Substanz auch Indikan vorhanden war; eine Trennung dieser beiden Körper ist ihm nicht gelungen. Thormählen hält die Substanz für eine dem Indikan nahestehende Verbindung, was auch aus dem häufigen Nebeneinandervorkommen beider Körper hervorgehe. Er hat seine Probe, wenn auch in geringerer Intensität, in vier weiteren Fällen gefunden, darunter bei einer akuten und einer tuberkulösen Perityphlitis und bei einem Magenkarzinom. In diesen drei Fällen war auch reichlich Indikan im Harne enthalten.

Jaksch[1]), welcher zwei Jahre später die Thormählensche Probe nachprüfte, fand sie u. a. auch bei zwei Fällen von Melanosarkom. Er meint, daß es sich bei dieser Probe um die Bildung von Berlinerblau handelt, betont jedoch, daß sie keineswegs spezifisch für Melanosarkom sei. Der gleichen Ansicht geben auch Helman[2]) und Adler[3]) Ausdruck. Die Reaktion wurde nur in einem kleinen Teil der melanotischen Tumoren gefunden, und was noch wichtiger ist, ebenso auch bei verschiedenen anderen Krankheiten. So fand sie Jaksch bei einem an Koprostase leidenden Kind zugleich mit starker Indikanurie. Die Reaktion verschwand, als die Koprostase behoben wurde.

Im Gegensatz hierzu steht die von Eppinger[4]) und später von Feigl und Querner vertretene Anschauung, daß die Thormählensche Probe zum Melanogen in unmittelbarer Beziehung steht. Eppinger fand bei einer an Melanosarkom leidenden 61 jährigen Frau eine sehr starke Thormählensche Probe. Der Harn gab auch sehr starke Diazoreaktion. Die Ehrlichsche Aldehydreaktion fiel sehr stark aus, Zusatz von HCl und etwas $NaNO_2$ ergab intensive Rotfärbung. Urobilin war nicht nachweisbar. Durch Zusatz von oxydierenden Stoffen zum Harn trat augenblicklich Dunkelfärbung ein.

Von der theoretischen Voraussetzung ausgehend, daß es sich vielleicht bei der Muttersubstanz des Melanins um ein Tryptophanderivat handle, hat Eppinger den Harn mit dem von Hopkins und Cole eingeführten Quecksilberoxydsulfatreagens gefällt. Nach wiederholter Umfällung und Eindampfen erhielt Eppinger schließlich einen inhomogenen Kristallbrei. Die Kristalle gaben alle beschriebenen Reaktionen, außerdem aber auch die für Tryptophan charakteristische Glyoxyl-Schwefelsäureprobe. Bei der trockenen Destillation gaben diese Kristalle sehr starke Pyrrolreaktion. Der nach einer dritten Umfällung erhaltene Kristallbrei wurde in Methylalkohol gelöst und die Lösung (ein Teil blieb ungelöst) mit Äther gefällt. Die erhaltenen Kristalle gaben alle Oxydationsreaktionen des Melanogens, ferner die Thormählensche Probe, die Glyoxyl-

---

[1]) Beiträge zur Kenntnis des Verhaltens des Harnes bei Melanurie. Zeitschr. f. physiolog. Chem. **13**, 4. 1889.

[2]) Beiträge zur Lehre über Melanin und Glykogen in melanotischen Geschwülsten. Ref. Malys Jahresber. 1903. 997.

[3]) Beiträge zur Kenntnis der Pigmentanomalien des Stoffwechsels. Zeitschr. f. Krebsforsch. 1912.

[4]) Über Melanurie. Biochem. Zeitschr. **28**, 181. 1910.

H_2SO_4-Probe und die Fichtenspanreaktion. Hingegen fehlte von den früher beobachteten Reaktionen die Aldehyd-, die Diazo- und die HCl-$NaNO_2$-Reaktion. Die Substanz wurde einer Elementaranalyse unterzogen und erwies sich auch als schwefelhaltig. Auf Grund der für die Substanz ermittelten chemischen Formel und weiterer Versuche der Konstitutionsermittlung glaubt Eppinger, daß es sich um ein Pyrrolderivat handle, und zwar um eine Methylpyrrolidinoxykarbonsäure, die in Form einer Ätherschwefelsäure ausgeschieden werde. Da jedoch die ätherische Mutterlauge der analysierten Kristalle die Thormählensche, die Aldehydprobe und dieselben Oxydationsreaktionen gab, wie der native Harn, glaubt Eppinger annehmen zu müssen, daß neben dem von ihm isolierten Körper noch ein zweites Melanogen in den Harnen bei Melanurie enthalten ist. Beide aber gehören nach seiner Ansicht genetisch zusammen, sind Pyrrolabkömmlinge und stammen aus dem Tryptophan.

Die Konsequenz der von Eppinger stammenden Anschauung, daß das Melanogen ein Pyrrolderivat sei, für welches die Thormählensche Probe charakteristisch ist, wurde von Feigl und Querner gezogen. Gegenüber der von den älteren Autoren geübten, nach Ansicht von Feigl und Querner unberechtigten Zurücksetzung der Thormählenschen Probe bei der Diagnose des Melanoms, betonen diese, daß die Reaktion spezifisch für das Melanogen sei. Diese Ansicht wird an zwei Fällen belegt, von denen der eine sehr starke, der andere aber nur eine schwache grünliche Probe gab. Differentialdiagnostisch kommen nach Feigl und Querner hauptsächlich Indol und Indolkarbonsäure in Betracht, welche zu einem ähnlichen Ausfall der Probe befähigt sind.

Nach diesen von Eppinger, Feigl und Querner vertretenen Anschauungen müßte man eine positive Thormählensche Probe als spezifisch für Melanogen ansehen. Schon Feigl und Querner versuchen jedoch, Stellung zu nehmen zu der Frage, wie weit der grünliche Ausfall dieser Probe verwertbar ist für die Diagnose eines Melanosarkoms; denn ihr zweiter Fall lieferte nur „mäßig bis hellgrüne saure Stadien der Nitroprussidnatriumreaktion in einfacher Ausführung". Sie glauben den in ihrem zweiten Fall beobachteten schwächeren Ausfall der Reaktion auf einen geringen Gehalt an Melanogen zurückführen zu müssen. Unter Berücksichtigung der Fehlerquelle, welche von Indol oder Indolkarbonsäure und von anderen in ihrer ausführlichen Arbeit behandelten Stoffen im Harne herrühren können, schließen sie aus 868 untersuchten Fällen, daß sonstige normale oder pathologische Fälle (außer dem Melanosarkom) einen zu Täuschungen Anlaß gebenden Ausfall der Thormählenschen Probe nicht zu geben imstande seien. Nur einen Fall mit progressiver Lungen- und Darmtuberkulose schließen sie aus, der im sauren Endstadium der Probe schwache Grünfärbung gab. Die endgültige Aufklärung dieses Falles war den Autoren noch nicht möglich.

A. Die grüne Thormählensche Probe.

Ich habe in der letzten Zeit eine größere Zahl von Harnen nach Thormählen untersucht, darunter waren zwei Melanosarkomharne. Die meisten Harne gaben im sauren Endstadium der Probe eine gelbe bis schwach grünlichgelbe

Verfärbung. Daneben waren aber Fälle, die eine deutliche Grünfärbung ergaben und mitunter solche, bei denen man zweifelte, ob nicht ein bläulicher Farbenton dabei war. Sie betrafen vielfach schwere Lungen- und insbesondere Darmtuberkulosen und Karzinome. Aber auch Fälle mit Koprostase sind darunter. Ein Fall betraf einen sonst gesunden 43 jährigen Mann, der zur Zeit starker Obstipation regelmäßig Grünfärbung bei der Probe zeigte, die nach Behebung der Obstipation, ähnlich wie im Falle von Jaksch, rasch verschwand, um bei Obstipation neuerlich aufzutreten. Es unterliegt nach diesen Beobachtungen keinem Zweifel, daß man Grünfärbung der Thormählenschen Probe, ähnlich wie schon normalerweise bei Tieren, auch bei gesunden Menschen bei stärkerer Kotstauung finden kann.

Thormählen denkt nach seinen chemischen Untersuchungen an Beziehungen seiner Reaktion zum Indikan. Diese Ansicht drängte sich auch mir anfänglich auf. Die Harne, welche diese Probe zeigen, geben, wenn Urobilinogen fehlt, in der Kälte keine Reaktion mit dem Ehrlichschen Aldehyd, dagegen beim Erwärmen sehr deutlich mit dem charakteristischen Indolband (560—590), in anscheinend quantitativer Beziehung zur Intensität der Probe. Nach der Zerstörung des Körpers ist die Aldehydprobe bedeutend abgeschwächt. Es ist nicht sicher, ob außer dem Träger der Thormählenschen Probe nicht auch andere Substanzen (abgesehen vom Urobilinogen) sich an der Rotfärbung mit dem Ehrlichschen Aldehyd in der Wärme beteiligen, aber soviel dürfte schon jetzt feststehen, daß dieser Körper hierbei eine Rolle spielt.

Die Harne mit der grünen Thormählenschen Probe enthalten meistens auch Indikan. Mehrfach schien es, als ob die im ursprünglichen Harn noch schwache Indikanprobe nach dem spontanen Verschwinden der Thormählenschen Reaktion stärker geworden wäre. Die genauere Verfolgung dieser Verhältnisse hat jedoch keine Identität mit dem Indikan ergeben, vielmehr scheint es, als ob dort, wo reichlich Indikan gebildet wird, auch Gelegenheit zur reichlicheren Bildung des Thormählenschen Körpers vorhanden wäre.

Die Chemie sieht in der Thormählenschen Probe (wobei noch keine Differenzierung zwischen grüner und blauer Probe stattfindet) eine Probe auf Indol und Indolderivate. Die Verfolgung der Ehrlichschen Aldehydprobe in solchen Harnen wie die klinische Beobachtung dieser Reaktion beim Menschen widerspricht dieser Auffassung nicht. Es scheint ferner, daß der Körper zu jener Substanz des Harnes in engerer Beziehung steht, aus der Jaffé[1]) durch Destillation Indol abspalten konnte. Es ist kaum ein Zufall, daß Jaffé diese Substanz hauptsächlich im Pferdeharn fand. Pferdeharn gibt typisch die grüne Thormählensche Probe. Wir werden unter diesen Umständen kaum fehlgehen, wenn wir die Ursache dieser Probe in einem Indolderivate sehen, welches ohne identisch zu sein mit dem Indikan doch in engerer Beziehung zu diesem bzw. zu den Fäulnisprozessen im Darme steht, welche zur Indikanbildung führen.

---

[1]) Über das regelmäßige Vorkommen des Indols im Destillat des normalen Harnes. Arch. f. exp. Pathol. u. Pharmakol. 1908. Festschr. f. Schmiedeberg.

B. Die blaue Thormählensche Probe.

Von der bisher geschilderten Thormählenschen Reaktion mit grünem Farbenton ist streng zu trennen diejenige, welche eine rein blaue Farbe hierbei ergibt. **Nur diese Reaktion mit der blauen Färbung kommt möglicherweise differentialdiagnostisch für das Melanosarkom in Betracht**, ohne daß man aber auf Grund der in der Literatur niedergelegten und auch meiner eigenen Beobachtungen von einer Spezifität der Probe sprechen kann.

Ich hatte in der letzten Zeit Gelegenheit, Harne von zwei sicheren Melanosarkomen in dieser Beziehung zu prüfen. Den einen Harn verdanke ich der Freundlichkeit des Herrn Dozenten Richard Bauer in Wien. Er gab eine klassisch schöne blaue Thormählenprobe. Der zweite Fall lag von November vorigen Jahres mit einer kleinen Unterbrechung bis zu seinem anfangs April d. J. erfolgten Tod auf der Abteilung des Herrn Prof. Ehrmann[1]). Der erste Fall ergab bei der Obduktion ein diffus infiltrierendes hartes Melanosarkom der Leber. Der zweite Fall war vor allem durch eine über fast den ganzen Körper, besonders aber den Stamm sich erstreckende Aussaat von bis apfelgroßen schwarzen Knoten gekennzeichnet. Die Sektion ergab an den inneren Organen einige größere Knoten in der Leber, in den Hilus-, Mesenterial-, Ileosakral- und Inguinaldrüsen und kleinere Knoten zerstreut in fast allen Eingeweiden, außer den großen Knoten in der Haut.

An diesen beiden Fällen habe ich das Verhalten der Thormählenschen Probe beim Melanosarkom studiert. Nur der erste Fall gab eine Thormählensche Probe mit blauem Farbenton, während der zweite nur gelegentlich eine schwach grünliche Reaktion zeigte. Ich habe den Harn des ersten Falles noch einer Prüfung seiner sonstigen Reaktionen unterzogen, die ich zum besseren Verständnis meiner Auffassung von der blauen Thormählenschen Probe anführen will:

Der Harn war etwa $1/2$ Jahr alt und mit Toluol konserviert. Er reagierte schon alkalisch, war stark nachgedunkelt, gab aber alle Oxydationsproben, besonders die mit $FeCl_3$ noch sehr stark. Die Diazoreaktion war noch bei zehnfacher Verdünnung positiv und noch die 60 fache Verdünnung gab beim Erwärmen mit dem Ehrlichschen Aldehyd eine sehr schöne Rotfärbung mit deutlichem Indolband. Die Rotfärbung blaßte beim Erkalten wieder ab, um bei neuerlichem Erwärmen wieder aufzutreten. Der Harn zeigte kaum ein Urobilinband. Bei der Ausführung der Uroroseinprobe mit dem fünffach verdünnten Harn trat schöne Rotfärbung in der Kälte, jedoch ohne typisches Band auf, welches auch der Amylalkoholauszug nicht zeigte. Indigobildende Substanzen waren nicht vorhanden.

Die Thormählensche Probe ergab in diesem Harne noch bei zehnfacher Verdünnung einen rein blauen Farbenton. Die Blaufärbung war durchaus verschieden von der früher geschilderten Grünfärbung. Besonders rein konnte man die blaue Farbe zur Anschauung bringen, wenn man den Harn nach Zusatz von etwas Essigsäure mit Ammonsulfat ausfällte und das Ammonsulfatfiltrat mit einem Drittel seines Volumens Alkohol ausschüttelte. Das sich oben klar absetzende gelbe alkoholische Extrakt gab die sonstigen Melanogenreaktionen sehr schwach, dagegen sehr rein die blaue Probe. Im Ammonsulfatniederschlag war reichlich Melanin enthalten, doch gab eine Lösung desselben keine Reaktion nach Thormählen.

Als erster Unterschied dieser blauen Thormählenschen Probe gegenüber der grünen fällt auf, daß die Träger dieser Proben ganz verschieden haltbar

---

[1]) Ihm und Herrn Assistenten Dr. Fischl danke ich für die Überweisung des Harnes.

sind. Der untersuchte Melanosarkomharn war schon über $1/_2$ Jahr alt und gab doch die blaue Probe außerordentlich intensiv. Vom Träger der grünen Thormählenschen Reaktion wissen wir, wie labil derselbe ist, da er schon in wenigen Tagen verschwinden kann. Der Träger der grünen Reaktion ist im alkoholischen Extrakt eines Ammonsulfatfiltrates kaum mehr nachweisbar, der Träger der blauen in exquisiter Weise.

Gemeinsam aber scheint beiden Körpern der Indolkern zu sein. Dieser Melanosarkomharn gab entsprechend der außerordentlichen Intensität seiner blauen Thormählenprobe noch bei 60facher Verdünnung eine Aldehydreaktion mit Indolband. Er gab auch — und dies ist ein Unterschied gegenüber den Fällen mit grüner Reaktion — Rotfärbung mit HCl und $NaNO_2$, jedoch ohne charakteristische Absorption. Der Körper kann somit keine Indolessig- bzw. Indolazetursäure sein.

Es war aber von vornherein wahrscheinlich, daß der Träger einer so ausgesprochenen blauen Reaktion nach Thormählen, die ja in der Chemie allgemein als Indolreaktion aufgefaßt wird, in Beziehungen zum Indol stehen müßte. Indol gab eine fast gleiche Reaktion, dagegen Pyrrol eine rasch in Violett übergehende Blaufärbung, Skatol gar keine Reaktion. Es wurde daher versucht, durch Ätherextraktion dem angesäuerten Harne den reagierenden Körper zu entziehen. In der Tat konnte im Ätherrückstand ein kristallisierter, fettig glänzender Körper nachgewiesen werden, dessen Geruch und ganz charakteristische Aldehydprobe mit dem gleichartigen Spektrum Indol oder eine ihm nahestehende Verbindung annehmen lassen mußten. Die Lösung dieser Substanz in schwachem Alkali ergab eine schwache, aber deutliche Thormählensche Probe. Leider stand mir von diesem Falle keine genügende Harnmenge zur Verfügung (ich hatte im ganzen 200 ccm zu Gebote), um einen ausgiebigen Extraktionsversuch vorzunehmen. Aber die Tatsache, daß Indol oder ein ihm nahestehender Körper in diesem Harn enthalten war und sich an der Thormählenschen Reaktion beteiligte, ließ sich nicht bezweifeln. Ob Indol allein die Reaktion bewirkt oder neben ihm ein anderer durch Äther vielleicht schwerer extrahierbarer Körper oder ob das Indol erst durch Abspaltung frei wurde, kann ich vorläufig nicht entscheiden.

Melanogenreaktionen konnte ich in diesem Ätherextrakt nicht nachweisen. Ich halte daher die von Eppinger und nach ihm von Feigl und Querner vertretene Anschauung, daß die blaue Thormählensche Probe eine wesentliche Reaktion des Melanogens bzw. des Melanosarkomharnes darstelle, für vorläufig nicht bewiesen. Diese Probe ist in einem sehr großen Prozentsatze sicherer Melanosarkome negativ. Adler fand unter 7 Fällen nur einmal positive Reaktion. Auch Jaksch hält die Reaktion durchaus nicht für spezifisch für Melanosarkom. Welwart[1]) beschreibt blaue Thormählensche Proben bei drei Fällen von Magenkarzinom. Der von mir beobachtete zweite Melanosarkomfall zeigte niemals eine blaue und nur gelegentlich eine grünliche Reaktion, die ich oft in viel stärkerer Intensität bei relativ gesunden Menschen fand. Wir werden vielleicht am sichersten gehen, wenn wir vorläufig das gelegentliche Vorkommen der blauen Thormählenschen Probe, die als eine Indolreaktion aufgefaßt werden

---

[1]) Münch. med. Wochenschr. **63**, 311.

darf, beim Melanosarkom registrieren, ohne so weitgehende Schlüsse daraus zu ziehen, wie es Eppinger, Feigl und Querner getan haben.

Die Vorstellung Eppingers, daß der an Melanosarkom Leidende die Fähigkeit verliert, den Pyrrolring zu spalten, läßt sich kaum mit meinen Untersuchungsergebnissen in Einklang bringen. Denn der Harn mit der blauen Thormählenprobe enthielt besonders reichlich ein Indolderivat. Pyrrol gibt zwar eine Thormählenprobe, dasselbe tun aber anscheinend alle Indolderivate, welche die β-Stellung frei haben. Nach Eppingers Auffassung aber handelt es sich bei seinem Melanogen um eine in der β-Stellung oxydierte Methylpyrrolidinoxykarbonsäure. Dieser Umstand spricht unter anderem gegen die Auffassung Eppingers.

Als Hauptargument für die Beziehungen des Melanogens zum Tryptophan führt Eppinger mehrere Nährversuche mit Tryptophan an, welche eine Steigerung der blauen Thormählenprobe ergaben. Diese wurde quantitativ ausgewertet und es traten bei Fleischkost bedeutend höhere Werte auf als bei Milchkost, und bei Tryptophandarreichung eine Steigerung um das Dreifache. Die Beziehungen der blauen Thormählenprobe zum Tryptophan stehen nach diesen Versuchen zweifellos fest, doch sprechen sie durchaus nicht eindeutig im Sinne der Eppingerschen Theorie von der Unfähigkeit des Organismus bei Melanosarkom den Pyrrolring zu verbrennen. Denn es liegt doch eigentlich im Sinne aller bisherigen auf zahlreiche Experimente gegründeten Auffassung von den Spaltprodukten des Tyrosins und Tryptophans, die wir im Harne finden, sie auf die Einwirkung von Bakterien im Darm oder in den Geweben eher zurückzuführen als auf den intermediären Stoffwechsel der Zellen. Der Hinweis auf die Alkaptonurie, bei der ja sicherlich eine Stoffwechselanomalie besteht, die den Körper zwingt, Phenylalanin und Tyrosin als Hydrochinonessigsäure auszuscheiden, kann noch kein genügender Beweis sein, daß der Träger eines Melanosarkoms auch eine ähnliche Unfähigkeit zur Verbrennung eines Ringsystems besitzt; denn bei der Alkaptonurie handelt es sich ja um eine angeborene, ja sogar vielfach hereditäre Aberration des Stoffwechsels, während das Melanosarkom ein malignes Neugebilde darstellt, das nur durch die Eigenart seiner Zellen sich von anderen bösartigen Geschwülsten unterscheidet. Ist es nicht bei diesen Fütterungsversuchen Eppingers näherliegend, die Entstehung dieses von mir als Indolderivat, von Eppinger als Pyrrolidinverbindung aufgefaßten, also jedenfalls dem Tryptophan entstammenden Trägers der blauen Thormählenprobe in den Darm oder in unter der Einwirkung von Fäulnisbakterien stehendes Gewebe zu verlegen, als eine partielle Unfähigkeit des Organismus für die Verbrennung eines Teiles des Tryptophansystems, nämlich des Pyrrolringes, anzunehmen? Mir wenigstens erscheint das erstere viel plausibler und so, glaube ich, wird auch der Träger der blauen Thormählenschen Probe ebenso wie der der grünen seinen Platz unter den Produkten der bakteriellen Eiweißzersetzung einnehmen müssen.

VI. Das Melanogen.

Als ich bei der Beschäftigung mit der Chemie des Urochromogens zu dem Ergebnis gelangt war, diesen Körper als Muttersubstanz eines echten Melanins ansehen zu müssen, legte ich mir die Frage vor, wie sich das Melanosarkom in dieser Richtung verhielte. Wenn meine Auffassung von den Beziehungen des Urochroms und Urochromogens zum Stoffwechsel des Pigments bzw. seiner Muttersubstanzen richtig war, so mußte der Harn beim Melanosarkom hierfür irgend einen Anhaltspunkt bieten. Ich ging daher mit großem Interesse an das Studium meines zweiten Melanosarkomfalles. Als ich den Harn dieses Patienten das erstemal untersuchte, waren schon mehrere histologisch sichergestellte Melanomknoten in der Haut vorhanden. Der Harn fiel schon damals durch ein eigenartiges bräunliches Kolorit auf, doch konnten die Oxydationsreaktionen des Melanogens noch nicht mit genügender Sicherheit zur Anschauung gebracht werden. Eines war aber schon in dieser Zeit sehr auffallend, die starke Diazoreaktion nach Ehrlich, welche einem Diazowert [1]) von etwa 0,4 gegenüber 0,1 in der Norm entsprach. Die Reaktion war bezüglich der Schaumfärbung noch nicht sicher als positiv anzusprechen. Der Steigerung des Diazowertes entsprach auch eine Steigerung des Urochromwertes. Da der Patient nicht fieberte, so konnte schwer eine andere Ursache für die Steigerung der Diazoreaktion und Urochromausscheidung gefunden werden, als die melanotischen Knoten.

Infolge Unterbrechung des Spitalaufenthaltes durch den Patienten hatte ich dann erst Gelegenheit, ungefähr zwei Monate später den Harn zu untersuchen. Das Melanosarkom hatte inzwischen große Fortschritte gemacht. Es war fast der ganze Stamm mit Knoten übersät. Der Patient zeigte fast die ganze Zeit normale Temperatur. Eine bei ihm durch die Obduktion aufgedeckte ältere Dysenterie flackerte erst gegen das Lebensende auf. Der in diesem Stadium untersuchte frische Harn unterschied sich von einem hochgestellten Fieberharn fast gar nicht. Um so auffälliger war es, daß jetzt Kaliumbichromat und Säure, verdünntes Eisenchlorid und rauchende Salpetersäure Schwarzfärbung ergaben. Es war also kein Zweifel vorhanden, daß jetzt Melanogen im Harn vorhanden war. Dies konnte man auch beim Stehen des Harnes sehen; denn er dunkelte an seiner Oberfläche immer mehr nach, bis er schließlich fast schwarz wurde.

Der Harn zeigte immer nur äußerst schwaches Urobilinband, gab kalt mit dem Ehrlichschen Aldehyd keine Reaktion und erwärmt höchstens bei dreimaliger Verdünnung schwache Rotfärbung. Urorosein war nicht nachweisbar, ebensowenig Indikan. Die Thormählensche Probe ergab höchstens eine Spur von grünlicher Reaktion. **Die Diazoreaktion und Permanganatprobe waren in dieser Zeit in einer nie gesehenen Intensität vorhanden.** Der Harn konnte leicht zehnmal und darüber verdünnt werden und gab noch schöne Rotfärbung der Flüssigkeit und reinen Rosaschaum nach Ehrlich, ebenso bei der $KMnO_4$-Probe intensive Gelbfärbung fast genau wie das Urochromogen in einem Phthisikerharn. Der Diazowert wurde einmal genau bestimmt. Er betrug 3,3 g in Tyrosin ausgedrückt, war also mehr als dreimal so groß als gewöhnlich bei Schwerlungenkranken. An diesem Tage war Gesamtstickstoff gleich 15,764 g, Harnsäure gleich 1,776 g.

Der Hauptanteil der Diazoreaktion wurde in der Fraktion II des Harnes wieder gefunden und in dieser Urochromogen durch seine wesentlichsten

---

[1]) M. Weiß, Die Urochromogenfraktion des Harnes. Wien. Arch. f. klin. Med. 1. 359. 1920.

Reaktionen sichergestellt. Dagegen war der Hauptträger der melanogenen Tendenz in der Fraktion I des Harnes enthalten, daneben aber auch in der Fraktion II. Daß das Melanogen durch Bleiazetat gefällt wird, wurde schon von Pribram[1]) vor mehr als 50 Jahren festgestellt. Ich habe dies durch meine Untersuchungen bestätigen können, konnte jedoch das Melanogen auch noch weiter charakterisieren.

Die Fraktion I des Melanosarkomharnes wurde mit Ammonsulfat ausgesalzen, der Niederschlag und das Filtrat getrennt untersucht. Während der in Wasser gelöste Ammonsulfatniederschlag, welcher im wesentlichen aus Urobilin und nicht mehr reaktionsfähigem Melanin bestand, keine charakteristischen Reaktionen gab, wurden im Ammonsulfatfiltrat folgende Eigenschaften und Reaktionen gefunden: Die Flüssigkeit hatte bei schwach saurer Reaktion eine eigenartig rotbraune Farbe, obwohl kein Urobilin und auch sonst keine Farbstoffe mit charakteristischer Absorption nachweisbar waren. **Eine 2%ige Eisenchloridlösung färbte intensiv dunkelgrün mit allmählicher Änderung der Farbe ins Schwärzliche. Eine sehr verdünnte Eisenchloridlösung gab mit einer mehrfachen Verdünnung dieses Filtrates eine ausgesprochen smaragdgrüne Färbung.** Ammoniak gab an der Berührungsstelle sofort einen rotbraunen Ring und beim Herummischen Rotfärbung[2]). Die 1%₀₀ige KMnO₄-Lösung färbte die saure Lösung nur etwas rötlich, dagegen trat bei vorsichtiger Neutralisation, wenn noch nicht die rote Färbung durch Alkali eingetreten war, gelbgrüne Färbung auf; war die Reaktion aber schon alkalisch, so trat durch KMnO₄ sehr starke dunkelgelbe Färbung auf. Kaliumbichromat und Säure färbte tiefdunkelrot. Eine Mischung einer schwachen Eisenchlorid- und Ferrizyankaliumlösung erzeugte sofort Berlinerblau. Ammoniakalische Silbernitratlösung wurde rasch unter Braunfärbung reduziert, ebenso wurde Fehling-, Nylander- und Quecksilberoxydsulfatlösung schon in der Kälte reduziert. Die Diazoreaktion nach Ehrlich war sehr intensiv, Urochromogen war also auch vorhanden. Die Glyoxyl-Schwefelsäureprobe ergab an der Berührungsstelle mit der Säure einen grünen Ring, beim Herummischen grünlichen Ton. Rauchende HNO₃ färbte dunkelbraun. Eine Verdünnung, die keine Spur einer Tryptophanreaktion gab, färbte sich mit einigen Tropfen reiner HNO₃ beim Erwärmen intensiv gelb und wurde beim Alkalisieren rot (positive Xanthoproteinreaktion). Die Thormählensche Probe war absolut negativ, bei der Millonschen Probe bildete sich beim Erwärmen rötlicher Niederschlag, die darüber befindliche Flüssigkeit war aber gelb.

Besonders charakteristisch war folgende Reaktion: Fügte man zu einer kräftig sauren Probe die nach Ehrlich hergestellte Diazobenzolsulfonsäure wie bei der gewöhnlichen Diazoreaktion, so trat keine primäre Gelbfärbung auf, aber allmählich färbte sich die Flüssigkeit rötlich und nahm innerhalb einer halben Stunde sehr schöne Rosafarbe an, der Schaum zeigte dabei rein rötlichen Ton. Diese primäre Diazoreaktion wurde auch beim nativen Harn nach mehrfacher Verdünnung, ebenso im Ammonsulfatfiltrat desselben festgestellt. Schon Eppinger erwähnt bei seinem Melanosarkomfalle, daß der Harn oft schon

---

[1]) Melanin im Harn. Prager Vierteljahrsschr. f. prakt. Heilk. 88, 16. 1865. — Ganghofer und Pribram, Über das Verhalten des Harnes bei Melanosen. Ebendort. 2, 77. 1876.

[2]) Eine ähnliche Reaktion gibt auch Adrenalin.

ohne NH$_3$-Zusatz Rotfärbung mit den Diazoreagenzien gab. Ich konnte feststellen, daß diese Reaktion für das Melanogen charakteristisch ist, denn sie wurde immer in meinem Falle gefunden und um so reiner und deutlicher, je reiner die Melanogenfraktion vorlag. Da diese Reaktion von keinem Körper des Harnes — bis auf eine später zu erwähnende Ausnahme — nach Ammonsulfataussalzung gegeben wird[1]), so halte ich sie für geeignet zum frühzeitigen Nachweis des Melanogens. Zu diesem Zwecke wäre der angesäuerte, möglichst frische Harn mit Ammonsulfat auszusalzen und mit dem Filtrat die Probe anzustellen. Ist Melanogen noch nicht in größerer Menge im Harn enthalten, so empfiehlt es sich, etwa 200 ccm Harn mit Bleiazetat zu fällen und in dem mit wenig verdünnter H$_2$SO$_4$ zerlegten Niederschlag nach Aussalzung mit Ammonsulfat die Probe anzustellen.

Aus der Fraktion I des Melanosarkomharnes, welche das Melanogen enthielt, konnte durch Äther bei der nativ sauren Reaktion der Flüssigkeit eine Substanz extrahiert werden, welche in ätherischer Lösung nach Zusatz von etwas Alkohol mit verdünntem Eisenchlorid Grünfärbung gab. Wurde der Äther abgedampft, so färbte er sich mit zunehmender Konzentration bräunlich und der trockene Rückstand war schwarzbraun. Er löste sich in Wasser, gab Grünfärbung mit Eisenchlorid, und reduzierte ammoniakalische Silbernitratlösung. Nach der Ätherextraktion waren in der extrahierten Flüssigkeit die geschilderten Melanogenreaktionen in fast unveränderter Intensität nachweisbar, es konnte daher nur ein kleiner Teil des Melanogens in den Äther übergegangen sein. Im frischen Harn dieses Falles hatte jedoch Äther kein Melanogen extrahiert; es dürfte sich daher dieser kleine Teil ätherlöslichen Melanogens in dem ca. sechs Wochen alten, jedoch noch sauren Harne allmählich abgespalten haben.

Nach diesen Reaktionen konnte kaum mehr daran gezweifelt werden, daß das Melanogen dieses Harnes ein Brenzkatechinderivat darstellte. Brenzkatechin selbst lag aber nicht vor. Denn abgesehen davon, daß nur ein kleiner Teil ätherlöslich war, gibt Brenzkatechin mehrere der gefundenen Reaktionen nicht, besonders auch nicht die so empfindliche allmählich auftretende Rotfärbung mit Diazobenzolsulfonsäure bei saurer Reaktion. Der Zufall spielte mir zu gleicher Zeit einen Harn nach Lysolvergiftung in die Hände, welcher die gleiche, allmählich auftretende rote Diazoprobe bei saurer Reaktion mit genau demselben Farbenton gab bei gleichzeitig grüner Eisenchloridprobe. Auch trat in diesem Harne beim Stehen eine ganz ähnliche Rotfärbung auf, wie sie die Lösung des Melanogens nach Alkalizusatz aufwies. Wenn wir somit ausschließen können, daß Brenzkatechinderivate aus von außen zugeführten Phenolen sich bildeten, so werden wir diese eigenartige Diazoreaktion stets auf Melanogen beziehen können.

Als ich das regelmäßige Vorkommen dieser primären roten Diazoreaktion im Melanosarkomharn festgestellt hatte, legte ich mir naturgemäß die Frage vor, ob diese Reaktion nicht auch unter anderen Verhältnissen gefunden würde. Ich habe zahlreiche Harne von gesunden und kranken Menschen vor und nach Ammonsulfataussalzung und in ihren verschiedenen Fraktionen auf diese Probe

---

[1]) Bilirubin gibt unter gleichen Verhältnissen eine violette Reaktion, ist aber durch Ammonsulfat aussalzbar.

hin untersucht und konnte folgendes feststellen: Jeder Harn gibt nativ in derselben Weise behandelt nach etwa $^1/_2$ Stunde eine schmutzig-rote Verfärbung, die zum Teil auf geringe Bilirubinmengen, zum Teil auf andere Substanzen zurückzuführen ist. Die Beziehung dieser schmutzigroten Verfärbung zum Bilirubin geht auch daraus hervor, daß sie nach Ammonsulfataussalzung nicht mehr vorhanden ist. Diese in jedem angesäuerten Harne nach Zusatz des Diazoreagens nach etwa $^1/_2$ Stunde erhaltene schmutzigrote Verfärbung unterscheidet sich aber völlig von der reinen, eigenartigen Rosafärbung der beschriebenen Melanogenreaktion. Von der Bilirubin-Diazoreaktion kann diese Probe prinzipiell durch die Ammonsulfataussalzung getrennt werden. Im Ammonsulfatfiltrat wird diese Reaktion nur beim Melanosarkomharn und bei Lysolvergiftung gefunden.

Der Farbenton dieser primären Diazoreaktion ist in beiden Fällen fast genau gleich. Es ergibt sich auf diese Weise eine merkwürdige Analogie zwischen zwei soweit auseinanderliegenden Krankheitsbildern, wie sie das Melanosarkom und die Lysolvergiftung vorstellen. Die nähere Betrachtung und Untersuchung der Harne bei diesen beiden Krankheiten ergibt aber noch weitere Analogien. Beide Harne enthalten ein Melanogen und dunkeln daher beim Stehen nach. Im Melanosarkomharn konnte das Melanogen als Brenzkatechinderivat erkannt werden, im Lysolharn wurde gleichfalls Brenzkatechin durch die smaragdgrüne Eisenchloridprobe nachgewiesen. Läßt man Lysolharn mehrere Tage stehen, so fällt ein violetter Farbstoff aus, welcher gewaschen, abfiltriert und in Alkohol gelöst werden kann. Gleichzeitig verliert sich die beschriebene primäre Diazoreaktion. Im Melanosarkomharn fällt beim Stehen der essigsauren Lösung der Fraktion II (Bleiniederschlag), in welcher die Eisenchloridprobe der Brenzkatechinderivate auch sehr rein nachweisbar ist, ein Bleisalz aus, das, in Alkali gelöst, gleichfalls eine eigenartige rötliche Farbe zeigt und das ich in Beziehung zum Melanogen zu bringen geneigt bin.

Wenn wir, wie aus meinen Untersuchungen mit großer Wahrscheinlichkeit hervorgeht, das Melanogen des Melanosarkomharnes als Brenzkatechinderivat betrachten dürfen, so kann uns diese Analogie mit dem Lysolharn nicht weiter wundernehmen. Wissen wir ja doch schon aus den Untersuchungen früherer Autoren, daß das Karbol bzw. Lysol zum Teil als Brenzkatechinverbindung im Harn ausgeschieden wird. Unter diesen Umständen kann das Melanogen des Melanosarkomharnes ganz gut seine Verwandtschaft mit dem Melanogen des Lysolharnes durch ähnliche Reaktionen dokumentieren. Damit ist aber nicht gesagt, daß die beiden Melanogene identisch sind. Die Betrachtung der Eigenschaften der in beiden Fällen erhaltenen Farbstoffe, die ich einerseits als Sarkommelanin, anderseits als Karbolmelanin bezeichnen möchte, läßt schon jetzt eine Identität unwahrscheinlich erscheinen.

Während das Melanogen, welches als der Hauptträger der melanotischen Tendenz des Melanosarkomharnes zu betrachten ist, als Brenzkatechinverbindung auf Grund seiner Reaktionen aufgefaßt werden mußte, konnte für das Urochromogen dieses Falles, das sich in zweiter Linie an der melanogenen Tendenz beteiligt, dies nicht festgestellt werden. Daß aber auch dieses Chromogen nichts mit dem Tryptophan zu tun hat, konnte ebenso wie schon früher vom

Urochromogen anderer Harne durch die Verfolgung aller seiner Reaktionen nachgewiesen werden. Insbesonders zeigte sich dies aus folgendem Befund: Die Tryptophanderivate werden bekanntlich bei der Hydrolyse zerstört. Kochte ich diesen Melanosarkomharn in derselben Weise wie bei der Hydrolyse der Eiweißkörper mit 25%iger H_2SO_4 und Rückflußkühler durch mehrere Stunden, so fand ich, wie bei Urochromogenharnen anderer Provenienz, nach der Neutralisation alle mit dem Melanogen zusammenhängenden Proben in unveränderter Intensität und Reinheit wieder, ebenso auch die Diazo- und Permanganatprobe.

Daß die Farbstoffe der Melaningruppe, zu denen wir vorläufig das Urochrom, Urochromogen und Melanogen rechnen dürfen, genetisch nichts mit den Farbstoffen der Pyrrolgruppe zu tun haben, zu welchen das Urobilin, Urorosein, Indikan usw. gehören, beweist auch ihr ganz verschiedenes Verhalten zu Amylalkohol. Während die Pyrrolfarbstoffe ausgezeichnet in Amylalkohol übergehen, nimmt dieses Extraktionsmittel die Melaninfarbstoffe gar nicht auf. Ebenso verhält sich dieses Extraktionsmittel zu nachgedunkelten Brenzkatechinlösungen.

Im Ammonsulfatfiltrat des Originalharnes fiel ein Melanin, besonders nach schwachem Alkalisieren, bald aus. Das ausgeschiedene Pigment konnte durch Waschen mit Ammonsulfatwasser vom Harn reingewaschen werden. Es löste sich mit olivengrüner Farbe in Wasser. Die Pigmentlösung gab weder kalt noch warm mit dem Ehrlichschen Aldehyd eine Reaktion. Die Glyoxylschwefelsäureprobe war ebenso wie die Millonsche Probe völlig negativ. **Dagegen gab eine solche Pigmentlösung starke Xanthoproteinreaktion und beim Kochen mit Kaliumbichromat und 25%iger H_2SO_4 den charakteristischen Geruch nach Phenazetaldehyd.** Etwas vom trockenen Pigment wurde verbrannt, es war kaum eine Pyrrolreaktion nachweisbar, dagegen sicher organischer Schwefel.

Das aus den Fraktionen des Melanosarkomharnes ausfallende Melanin in sichere Beziehung zu dem durch seine Reaktionen gut charakterisierten Melanogen zu bringen, war ungemein schwierig. Wissen wir ja doch, daß das Ammonsulfatfiltrat eines jeden diazopositiven Harnes, besonders in der angereicherten Fraktion II, beim Stehen Uromelanin abscheidet. Dies war bei diesem Melanosarkomharne um so mehr zu erwarten, als er, wie erwähnt, die stärkste je von mir gesehene Diazoreaktion aufwies. Wir hatten es somit mit zwei Melanin liefernden Substanzen in diesem Harne zu tun, mit dem Melanogen und mit dem Urochromogen. Wie leicht unter diesen Umständen das aus dem Urochromogen hervorgehende Uromelanin mit dem aus dem Melanogen entstehenden Sarkommelanin verwechselt werden könnte, kann man aus folgendem ersehen: Versetzt man einen nachgedunkelten Melanosarkomharn mit 10%iger Schwefelsäure, so färbt er sich schon in der Kälte dunkelrot und es fällt nach einigen Tagen beim Stehen ein roter Farbstoff in relativ großer Quantität aus, welcher abfiltriert, mit verdünnter Säure gewaschen und auf diese Weise recht rein zur Darstellung gebracht werden kann. Der ausgeschiedene Farbstoff ist in H_2O löslich, besser noch in Alkohol, dagegen nicht in Äther und Chloroform. Die Lösungen geben keine Diazoreaktion und spektroskopisch nur eine diffuse Verdunkelung des rechten Spektralteiles. Eine alkoholische Lösung wurde abgedampft; der Rückstand erweist sich schon weit weniger löslich in Alkohol und fast gar nicht in Wasser. In dieser Phase stellt der Körper trocken ein schwärzliches, glänzendes Pulver dar. Bei der Verbrennung diese

Pulvers wird ein in HCl getauchter Fichtenspan gerötet und Bleipapier sehr intensiv geschwärzt. Die Substanz enthält also organischen Schwefel. Bei der Behandlung der trockenen Substanz mit Alkohol geht noch ein Teil in Lösung; auch dieser verliert aber nach dem Abdampfen bedeutend an Löslichkeit in Alkohol. In Alkalien ist der Farbstoff bis zum Schluß sehr gut löslich und wird daraus durch Säuren fast komplett gefällt. Was läge näher, als dieses Pigment unmittelbar mit dem Melanogen in Beziehung zu bringen? Und doch war, wie die genauere Untersuchung ergab, dieses Pigment überwiegend aus dem Urochromogen hervorgegangenes Uromelanin und entweder gar nicht oder nur zum geringen Teil aus dem Melanogen entstanden. Denn es verhielt sich kolorimetrisch absolut so, wie das aus den Fraktionen von Phthisikerharnen, die kein Melanogen enthalten, ausgefallene Uromelanin.

Der von mir untersuchte Melanosarkomharn — und wahrscheinlich auch jeder andere — enthielt daher zwei Chromogene, von welchen das eine das auch sonst bei gesteigertem Zellzerfall beobachtete Urochromogen, der Träger der Ehrlichschen Diazoreaktion und der $KMnO_4$-Probe und die Muttersubstanz des Uromelanins ist. Das zweite Chromogen ist das Melanogen, welches der Träger der Oxydationsreaktionen des Melanosarkomharnes ist und als Brenzkatechinderivat aufgefaßt werden muß.

Während wir für das Urochromogen verwandtschaftliche Beziehungen zu einem normalen Stoffwechselprodukt, dem Urochrom bzw. seinem Oxydationsprodukte, dem Uromelanin, sicher kennen, wissen wir noch nicht, ob auch das Melanogen des Sarkomharnes im physiologischen Stoffwechsel einen Vorläufer besitzt. Soweit ich mir aus meinen bisherigen Untersuchungen hierüber ein Urteil bilden konnte, scheint dies nicht der Fall zu sein. Denn obgleich Dunkelfärbungen des Harnes mit Kaliumbichromat und Säure und mit konzentrierter Eisenchloridlösung in pathologischen und andeutungsweise von mir auch in physiologischen Harnen gesehen wurden, habe ich doch die für das Melanogen charakteristischen Reaktionen, die grüne Eisenchloridprobe in Verdünnungen bei entsprechender Fraktionierung und die primäre Rosa-Diazoreaktion bisher, wie erwähnt, nur beim Melanosarkomharn und bei der Lysolvergiftung gesehen. Differentialdiagnostisch gegenüber der Lysolvergiftung, die ja im allgemeinen klinisch kaum zu einer Verwechslung mit Melanosarkom Anlaß geben dürfte, wird vielleicht die Diazoreaktion nach Ehrlich im Harne zu verwerten sein. Diese Reaktion habe ich bei den bisher von mir beobachteten Fällen von Lysolvergiftung niemals gefunden, dagegen scheint sie beim Melanosarkom stets vorhanden zu sein. Denn fast alle Autoren, welche in der letzten Zeit über Melanosarkomfälle berichtet haben, betonen das Vorhandensein einer starken Diazoprobe, und die beiden Harne, welche ich zu untersuchen Gelegenheit hatte, gaben diese Reaktion auch sehr stark. Obgleich wir daher beim Urochromogen nicht von einer spezifischen Substanz des Melanosarkomharnes sprechen können wie beim Melanogen, so dürfte doch dieser Körper auch eine regelmäßige Schlacke des Stoffwechsels beim Melanosarkom darstellen.

Über die genetische Beziehung des Urochromogens zum melanotischen Tumor sind wir heute noch nicht imstande, uns eine Vorstellung zu bilden, weil wir nur die Tatsache seines besonders reichlichen Vorkommens beim Melanosarkom und seine Fähigkeit, ein echtes Melanin zu bilden, kennen und weil das Auftreten desselben Körpers bei so vielen anderen Krankheiten mit starkem Gewebszerfall auch ohne melanotische Tendenz einen Vergleich vorläufig unmöglich macht. Vielleicht wird ein besserer Einblick in das Wesen des Urochromogens uns der Erkenntnis auch dieses Problems näherbringen. **Melanosarkomgewebe war merkwürdigerweise das einzige, welches mir bisher bei meinen verschiedenen Versuchen der Autolyse, Fäulnis oder tryptischen Verstauung mit Eiweißkörpern eine der Ehrlichschen nahestehende Diazoprobe ergab.** Vielleicht spricht dies auch für meine Auffassung, daß außer dem Melanogen auch das Urochromogen zum Stoffwechsel des Pigments oder seiner Muttersubstanzen in Beziehung steht.

Verlag von Julius Springer in Berlin W 9.

Der Harn sowie die übrigen Ausscheidungen und Körperflüssigkeiten von Mensch und Tier. Ihre Untersuchung und Zusammensetzung in normalem und pathologischem Zustande. Ein Handbuch für Ärzte, Chemiker und Pharmazeuten sowie zum Gebrauch an landwirtschaftlichen Versuchsstationen. Unter Mitwirkung hervorragender Fachleute bearbeitet von Dr. **Carl Neuberg**, Universitätsprofessor und Abteilungsvorsteher am Tierphysiologischen Institut der Landwirtschaftlichen Hochschule Berlin. Zwei Teile. 1911.
Preis M. 58,—; in 2 Bände gebunden M. 63,—.

Leitfaden der Mikroparasitologie und Serologie. Mit besonderer Berücksichtigung der in den bakteriologischen Kursen gelehrten Untersuchungsmethoden. Ein Hilfsbuch für Studierende, praktische und beamtete Ärzte. Von Professor Dr. **E. Gotschlich**, Direktor des Hygienischen Instituts der Universität Gießen und Professor Dr. **W. Schürmann**, Privatdozent der Hygiene und Abteilungsvorstand am Hygienischen Institut der Universität Halle a. S. Mit 213 meist farbigen Abbildungen. 1920. Preis M. 25,—; gebunden M. 28,60.

Die innere Sekretion. Eine Einführung für Studierende und Ärzte. Von Dr. **Arthur Weil**, ehem. Privatdozent der Physiologie an der Universität Halle, Arzt am Institut für Sexualwissenschaft, Berlin. Zweite, verbesserte Auflage. Mit 45 Textabbildungen. 1922. Preis M. 54,—; gebunden M. 72,—.

Das Sputum. Von Professor Dr. **H. v. Hoeßlin**, Berlin. Mit 66 größtenteils farbigen Textfiguren. 1921. Preis M. 148,—; in Ganzleinen gebunden M. 168,—.

Die Lymphocytose, ihre experimentelle Begründung und biologisch-klinische Bedeutung. Von Dr. **S. Bergel**, Berlin-Wilmersdorf. Mit 36 Textabbildungen. 1921. Preis M. 45,—.

Methodik der Blutuntersuchung mit einem Anhang: Zytodiagnostische Technik. Von Dr. **A. v. Domarus**, Direktor der inneren Abteilung des Auguste Viktoria-Krankenhauses, Berlin-Weißensee. Mit 196 Abbildungen und 1 Tafel. (Aus „Enzyklopädie der klinischen Medizin", Allgemeiner Teil.) 1921. Preis M. 58,—.

Technik der klinischen Blutuntersuchung. Für Studierende und Ärzte. Von Oberarzt Dr. **A. Pappenheim**, Berlin. 1911. Preis M. 2,—.

Lenhartz-Meyer, Mikroskopie und Chemie am Krankenbett. Begründet von Hermann Lenhartz, fortgesetzt und umgearbeitet von Professor Dr. **Erich Meyer**, Direktor der medizinischen Klinik Göttingen. Zehnte, umgearbeitete und vermehrte Auflage. Mit 196 Textabbildungen und einer Tafel.
Erscheint Anfang Sommer 1922.

Hierzu Teuerungszuschläge.

Verlag von Julius Springer in Berlin W 9.

Lehrbuch der Differentialdiagnose innerer Krankheiten.
Von Geh. Med.-Rat Professor Dr. **M. Matthes**, Direktor der Medizinischen Universitätsklinik in Königsberg i. Pr. Dritte, durchgesehene und vermehrte Auflage. Mit 109 Textabbildungen. 1922.   Preis M. 170,—; gebunden M. 236,—.

Die Erkrankungen der Milz, der Leber, der Gallenwege und des Pankreas.
Bearbeitet von **H. Eppinger, O. Gross, N. Guleke, H. Hirschfeld, E. Ranzi.**
Die Erkrankungen der Milz. Von Dr. med. **Hans Hirschfeld**, Privatdozent und Assistent am Universitätsinstitut für Krebsforschung der Charité in Berlin. Mit 16 zum größten Teil farbigen Textabbildungen. — Die hepato-lienalen Erkrankungen (Pathologie der Wechselbeziehungen zwischen Milz, Leber und Knochenmark). Von Professor Dr. **Hans Eppinger**, Assistent an der I. Medizinischen Klinik in Wien. Mit einem Beitrag: **Die Operationen an der Milz bei den hepato-lienalen Erkrankungen.** Von Professor Dr. **Egon Ranzi**, Assistent an der I. Chirurgischen Klinik in Wien. Mit 90 zum größten Teil farbigen Textabbildungen. (Enzyklopädie der klinischen Medizin. Spezieller Teil.) 1920. Preis M. 80,—.

Die konstitutionelle Disposition zu inneren Krankheiten.
Von Dr. **Julius Bauer**, Privatdozent für innere Medizin an der Wiener Universität. Zweite, vermehrte und verbesserte Auflage. Mit 63 Textabbildungen. 1921.
Preis M. 88,—; gebunden M. 104,—

Kurzes Lehrbuch der physiologischen Chemie.
Von Dr. **Paul Hári**, o. ö. Professor der physiologischen und pathologischen Chemie an der Universität Budapest. Zweite, verbesserte Auflage. Mit 6 Textabbildungen. 1922.   Preis M. 99,—.

Lehrbuch der Physiologie des Menschen.
Von Dr. med. **Rudolf Höber**, o. ö. Professor der Physiologie und Direktor des Physiologischen Instituts der Universität Kiel. Dritte, durchgesehene Auflage. Mit etwa 250 Textabbildungen.   Gebunden Preis M. 38,—.

Vorlesungen über Physiologie.
Von Professor Dr. **M. von Frey**, Vorstand des Physiologischen Instituts der Universität Würzburg. Dritte, neubearbeitete Auflage. Mit 142 Textfiguren. 1920.
Preis M. 28,—; gebunden M. 35,—.

Allgemeine Physiologie.
Eine systematische Darstellung der Grundlagen sowie der allgemeinen Ergebnisse und Probleme der Lehre vom tierischen und pflanzlichen Leben. Von **A. von Tschermak**. In zwei Bänden.
Erster Band: **Grundlagen der allgemeinen Physiologie.**
1. Teil: Allgemeine Charakteristik des Lebens, physikalische und chemische Beschaffenheit der lebenden Substanz. Mit 12 Textabbildungen. 1916.
Preis M. 10,—.
2. Teil: Morphologische Eigenschaften der lebenden Substanz und Zellularphysiologie. Mit etwa 110 Textabbildungen.   Erscheint im Sommer 1922.

Hierzu Teuerungszuschläge.

Verlag von Julius Springer in Berlin W 9.

Der Harn sowie die übrigen Ausscheidungen und Körperflüssigkeiten von Mensch und Tier. Ihre Untersuchung und Zusammensetzung in normalem und pathologischem Zustande. Ein Handbuch für Ärzte, Chemiker und Pharmazeuten sowie zum Gebrauch an landwirtschaftlichen Versuchsstationen. Unter Mitwirkung hervorragender Fachleute bearbeitet von Dr. Carl Neuberg, Universitätsprofessor und Abteilungsvorsteher am Tierphysiologischen Institut der Landwirtschaftlichen Hochschule Berlin. Zwei Teile. 1911.
Preis M. 58,—; in 2 Bände gebunden M. 63,—.

Leitfaden der Mikroparasitologie und Serologie. Mit besonderer Berücksichtigung der in den bakteriologischen Kursen gelehrten Untersuchungsmethoden. Ein Hilfsbuch für Studierende, praktische und beamtete Ärzte. Von Professor Dr. E. Gotschlich, Direktor des Hygienischen Instituts der Universität Gießen, und Professor Dr. W. Schürmann, Privatdozent der Hygiene und Abteilungsvorstand am Hygienischen Institut der Universität Halle a. S. Mit 213 meist farbigen Abbildungen. 1920. Preis M. 25,—; gebunden M. 28,60.

Die innere Sekretion. Eine Einführung für Studierende und Ärzte. Von Dr. Arthur Weil, ehem. Privatdozent der Physiologie an der Universität Halle, Arzt am Institut für Sexualwissenschaft Berlin. Zweite, verbesserte Auflage. Mit 45 Textabbildungen. 1922. Preis M. 54,—; gebunden M. 72,—.

Das Sputum. Von Professor Dr. H. v. Hoeßlin, Berlin. Mit 66 größtenteils farbigen Textfiguren. 1921. Preis M. 148,—; in Ganzleinen gebunden M. 168,—.

Die Lymphocytose, ihre experimentelle Begründung und biologisch-klinische Bedeutung. Von Dr. S. Bergel, Berlin-Wilmersdorf. Mit 36 Textabbildungen. 1921. Preis M. 45,—.

Methodik der Blutuntersuchung mit einem Anhang: Zytodiagnostische Technik. Von Dr. A. v. Domarus, Direktor der inneren Abteilung des Auguste Viktoria-Krankenhauses, Berlin-Weißensee. Mit 196 Abbildungen und 1 Tafel. (Aus „Enzyklopädie der klinischen Medizin", Allgemeiner Teil.) 1921. Preis M. 58,—.

Technik der klinischen Blutuntersuchung. Für Studierende und Ärzte. Von Oberarzt Dr. A. Pappenheim, Berlin. 1911. Preis M. 2,—.

Lenhartz-Meyer, Mikroskopie und Chemie am Krankenbett. Begründet von Hermann Lenhartz, fortgesetzt und umgearbeitet von Professor Dr. Erich Meyer, Direktor der medizinischen Klinik Göttingen. Zehnte, umgearbeitete und vermehrte Auflage. Mit 196 Textabbildungen und einer Tafel. Erscheint Anfang Sommer 1922.

Hierzu Teuerungszuschläge.

If you have any concerns about our products,
you can contact us on
ProductSafety@springernature.com

In case Publisher is established outside the EU,
the EU authorized representative is:
**Springer Nature Customer Service Center GmbH
Europaplatz 3, 69115 Heidelberg, Germany**

Printed by Libri Plureos GmbH
in Hamburg, Germany